# 世界に広がる「波動医学」

## 近未来医療の最前線

船瀬俊介

共栄書房

# 世界に広がる「波動医学」——近未来医療の最前線◆目次

# プロローグ　ＷＨＯも「氣」の医学にシフト

## ――近未来医療の二大潮流は「波動」「断食」である

## 現代医療の九割は殺人行為（メンデルソン博士）

### ●東洋医学へのシフト――西洋医学を見限る？

世界の医学界に激変が始まっている。

国連の専門機関であるＷＨＯ（世界保健機関）は、二〇一八年初頭、突然、不可解な発表を行った。

「漢方など東洋医学を正式に医学として認定する」

初めて耳にしたとき、驚き呆れた。

これまで国連は東洋医学を「正式な医学」として認めていなかったとは！

しかし、ＷＨＯはなぜ、わざわざこのような公表を行ったのか？

## ●西洋医学に対する絶望

ＷＨＯが大転換を公表した東洋医学へのシフト――。それを具体的に示せば、「波動」「断食」の二大潮流への方向転換といえるだろう。前著『未来を救う「波動医学」』（共栄書房）で宣言した方向へ、ＷＨＯも一歩を踏み出したのである。

西洋医学に見切りをつけた理由は、他にもある。

第一は、**西洋医学そのものに対する絶望**である。

「イスラエル全土で病院がストをしたら同国の死亡率が半減した」

このブラックユーモアのような事実が、すべてをもの語る。そして、病院が再開したら死亡率はもとにもどった。

「病院はストを続けるべきである。永遠に……」

辛辣な告発を行ったのがロバート・メンデルソン博士。彼は著書『こうして医者は嘘をつく』（三五館）で知られる。

「現代医学の神は〝死神〟であり、病院は〝死の教会〟である」

「医療の九割が地上から消えれば人類はまちがいなく健康になれる」

彼の告発が、すべてをもの語る。現代、地球上で行われている医療の九割は、殺人行為なのだ。患者を生かすのではなく、殺すためのものでしかない。この告発事実は、もはや、かくしきれなくなった。

「アメリカの死亡原因トップは医療である。毎年七〇万人が〝殺されている〟」（ベンジャミン・フルフォード著『人殺し医療』KKベストセラーズ）

さらに、**医療現場の底無しの不正……**。

「臨床試験三分の二以上はねつ造だった」（米国食品医薬品局FDA）

メンデルソン博士もサジを投げる。

「臨床データも金次第」「薬は飲んではいけない」「手術の九割はムダ」そして、結論は「病院には近づくな」。つまり、現代の病院は、もはや有料の人間〝屠殺場〟と化しているのだ。

それでも、純真素朴な大衆は、おとなしく〝屠殺場〟の前で列をなしている。

## ●七〇万人以上が薬物中毒死

二〇一七年秋、トランプ大統領は非常事態宣言を出した。

この年、オピオイドというドラッグから端を発した薬物過剰摂取で、七万人以上が死亡したのだ。それは、交通事故の死者数を上回る。オピオイドとは医療用鎮痛剤の総称で、強力な麻薬作用がある。死者が大統領宣言を発するほどに多発したのも、その依存症による。

アメリカではドラッグ中毒が蔓延《まんえん》し、過剰摂取で一九九九〜二〇一七年までの死亡者は七〇万人以上……。アメリカ人の心身荒廃の元凶に、大量に出まわる麻薬・薬物への依存症がある。

まさにアメリカは底無しのドラッグ大国と化してしまった。

薬物依存の地獄は底無し沼だ。このままではアメリカという国家を崩壊させかねない。同じ危機は他国でも同じ。国の存亡をかけて薬物依存を断ち切るときがきている。

## ●病気は〝体毒〟＋〝薬毒〟で悪化

第二は、**薬物療法のペテンがばれた**からである。

莫大な資本を抱える世界的な巨大製薬会社が、認知症治療薬の実験に、次々と失敗している。「認知症は薬で治せない」――大手製薬メーカーの〝撤退宣言〟があいついでいる。

それより以前から撤退があいついでいるのが、抗ガン剤市場だ。

抗ガン剤（ケモセラピー）が超猛毒物である……という衝撃事実が、欧米では市民の知るところとなった。だから、抗ガン剤の催眠にひっかかる患者は激減している。

医者も、できるだけ抗ガン剤治療を避けるようになった。

患者を死なせた（殺した）あと、遺族に高額の訴訟を起こされることを恐れているのだ。

さらに、めざめた患者は、薬物療法が病気を治せないことに気づいた。

そもそも、病気は〝体毒〟で生じる。そんな患者に薬を投与する。

それは、なにを意味するのか？

「クスリは毒である」。これはいまや医者ですら認めている。つまり、薬物療法は、〝体毒〟で生じた病気に苦しんでいる患者に、さらに〝薬毒〟を注入しているのだ。

**——患者の病気は〝体毒〟＋〝薬毒〟でさらに悪化する——**

子どもでもわかるリクツだ。

その薬物療法の致命的欠陥を、製薬メーカーは、かくしきれなくなったのだ。

さらに「症状」を「病気」と誤認した西洋医学のコッケイなあやまちがある。

「症状」とは「病気」の治癒反応である。

「症状」を止めることは「治癒」を止めることにひとしい。風邪を引いたときに起こる発熱、咳、下痢などの症状。それは病原菌を殺し、免疫力を上げ、菌や毒素を排出するためである。

なのに西洋医学は各々の症状を〝病気〟と誤認、患者に解熱剤、鎮咳剤《ちんがいざい》、下痢止めを投与する。

これが、治癒反応を妨げる〝逆症療法〟の愚かしさだ。

まさに、愚の骨頂としか言いようがない。

## ●ペンタゴンもヨガ呼吸法導入

第三は、**東洋医学の驚異的効能にめざめた**からだ。

ペンタゴン（米国防総省）は、約三二〇万人もの兵士・職員の訓練にヨガ呼吸法を導入し義務化している。そして、メンタル・ケアにめざましい成果をあげている。

米軍当局の悩みは、イラクなど戦地で負った心的外傷（ＰＴＳＤ）に苦しむ兵士の激増だ。

彼らを治療するとき、薬物療法は効果があるどころか、ぎゃくに精神錯乱など症状を悪化させるばかりだった。

それが、ヨガの呼吸法と瞑想で、驚くほどの改善がみられたのだ。これらめざましい成果をふまえ、ペンタゴンは、ヨガ呼吸法を健康管理カリキュラムに正式採用したのである。

NASA（米航空宇宙局）も同様にヨガ呼吸法を、宇宙飛行士や職員の健康管理に採用している。米国最高の心理学研究を誇るのがスタンフォード大学だ。同大は個々人のPP（ピーク・パフォーマンス：最高能力）を発揮するのに、もっとも有効なのがヨガ呼吸法という。

おどろくなかれ、アメリカの軍事・宇宙・心理の三大科学部門で、薬物療法ではなく、古代ヨガの呼吸法が、もっとも成果をあげているのだ。

## ●瞑想を行う子どもが五年で九倍に

第四は、**世界的規模の爆発的なヨガやベジタリアンの激増**である。

とくにアメリカでは、ヨガがものすごい勢いで広まっている。

古来からの心身の自己訓練法ヨガに、老若男女をとわず殺到しているのだ。

たとえば、過去一年間にヨガを行った人は二二四〇万人にのぼる。

ヨガの実践者は、二〇一二年、成人の九・五％が五年間で一四・三％と一・五倍増。さらに瞑想する米国人は、四・一％から一四・二％と約三・五倍という勢いで増えつづけている。

ヨガに熱中しているのは、成人だけではない。子ども（四〜一七歳）でも、日ごろヨガを行っているのは二・七倍増。さらに瞑想は九倍にも増えている。

「これほど多くのアメリカ人が、心身重視のアプローチにとりくんでいるとは！」

専門家も驚きの声をあげている。

## ●米国でヴィーガン（完全菜食）六倍

同様に菜食者（ベジタリアン）の激増も目をみはる。

とくにアメリカでは、わずか数年でヴィーガン（完全菜食者）が六倍に増えている。

まさに、爆発的という言葉がふさわしい。

二〇一八年八月に、カリフォルニア州でユニークな州法が制定された。それは、州内の刑務所では、必ずヴィーガン食を出さなければならない、というもの。すでにベジタリアン食は出されていたが、それに追加して、完全菜食者向けの給食も義務化されたのだ。

国内でのヴィーガン志向の激増ぶりがうかがえる。

この傾向は世界共通で、近年、ベジタリアンやヴィーガンなど菜食を実践する人々が急速に拡大している。オーガニック（有機栽培）の野菜、果物への需要も急増している。

なにしろ、ロックフェラー一族は「クスリを飲まない」「医者を近づけない」「自然療法しか受けない」さらに「有機野菜しか食べない」という。

「モンサント社の食堂では、有機野菜しか出さない」という笑い話もある。

同社は一方で猛毒の医薬品、農薬、除草剤から遺伝子組替食品を全世界にばらまいて、荒稼ぎ。

自分たちだけは、安全なものに囲まれて暮らしている……。

まさに、人類は家畜なみのあつかい。牛、ブタなみにあつかわれてきた日本人も、そろそろ目覚めるときである。


世界的にまき起こるヨガブームやヴィーガンの激増は目覚めた世界市民たちの反乱なのである。

これらヨガ、呼吸、瞑想、菜食などは、すべて東洋医学にもとづく。

これまで国連も〝闇の支配者〟の支配下にあった。

しかし、魔王デイビッド・ロックフェラー亡きあと、これら人類の新しい動きを無視できなくなった。


二〇一八年、WHO「東洋医学シフト宣言」は、これら世界市民の動きを反映したものである。

ヨガの奥義《おうぎ》は「呼吸」「瞑想」である。

これらは、まさに「波動医学」の原点でもある。

さらなる奥義「断食」は万病を治す――。

世界のヨガブームが波動（バイブレーション）と断食（ファスティング）の二大療法に向かうのは、もはや時間の問題である。

# 第１章　もう、現代医学は、終わっている
## ――いやでも広がる「波動」（バイブレーション）・「断食」（ファスティング）

## 医学界が嘲笑した「波動」こそ生命原理だった

### ●波動のズレで診断、調整で治療

「波動医学」の原理は、じつにシンプルだ。

組織、器官、臓器……は各々、固有の周波数をもつ。

そして、これらは固有周波数で振動している。これを「ソルフェジオ周波数」と呼ぶ。

生命活動とは、これら波動現象（バイブレーション）の総体なのである。

個々の組織、器官、臓器が疲れたり、病んでいるとどうなるか？　そこから発生する波動も、ほんらいの固有周波数から、ずれてしまう。疲弊、疾病がひどいほど、そのズレは大きくなる。

**よって、波動のズレを検知すれば、病気を「診断」できる。**

## さらに、波動のズレを調整すれば、病気を「治療」できる。

波動の調整もかんたんである。病んだ臓器に、その固有周波数を送り込んでやればいい。

すると、共鳴現象により臓器の乱れた波動は調律され、正常の固有振動にもどる。

すなわち、臓器は正常化したのである。それは、臓器の「治療」が完結したことを意味する。

このように波動医学は、瞬時に治療・診断する。そして、痛みも副作用もない。

わかりやすくいえば「〝命の波〟を正す」のである。

波動の調整は、電気、磁気波動にかぎらない。

温度、音響、色彩、嗅覚……すべて波動刺激なのである。いずれも、これら波動刺激で生命波動を整える。すると、乱れた生体波動は正常波動に調整され、疲労や疾病が癒《いや》されていく。

## ●弾圧された波動医学の復興・新生

古来より東洋では、「〝命の波〟を正す」医療は、広く行われてきた。

ヨガでは呼吸、瞑想などが、その典型である。漢方では鍼灸《しんきゅう》、指圧などは、まさに波動医学である。さらに、手当て、気功、読経などは波動医療そのものといえる。

しかし、近代から現代にかけて、世界の医学界は、これら波動医学を〝迷信〟と嘲笑した。

非科学的と断罪し、弾圧し、さらには逮捕までした。罪名は詐欺罪である。

写真1　■メタトロン、AWGなどは波動迷信説を完全に覆した

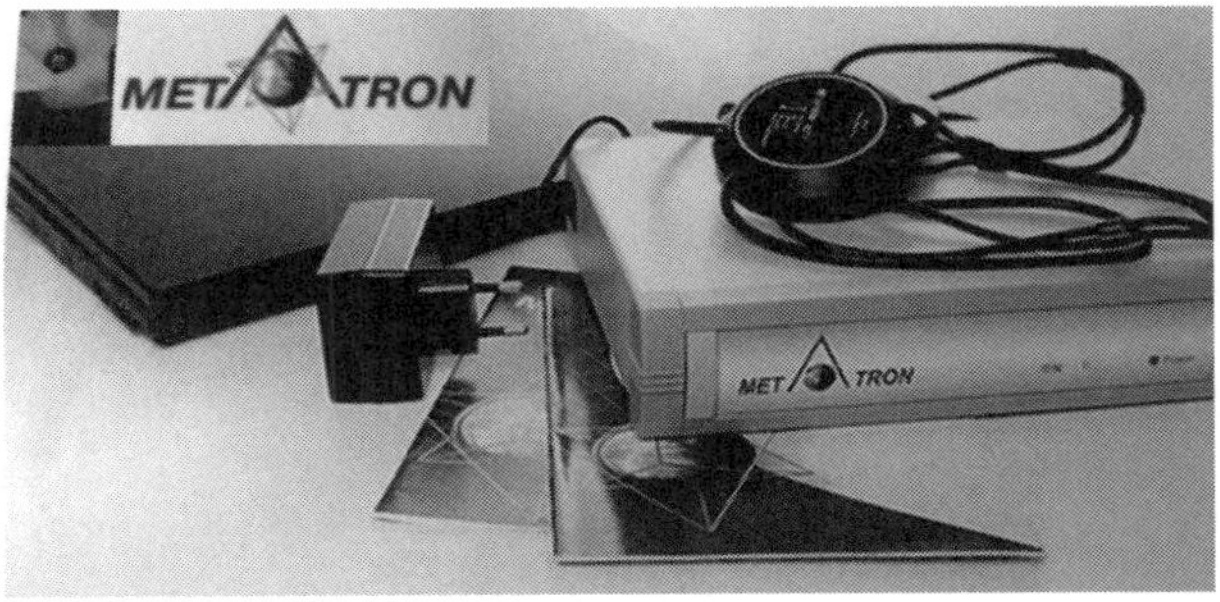

波動医療は、刑事犯罪にまで貶《おとし》められた。

しかし、皮肉なことに、科学の進歩は、これら「波動療法」に光明をもたらした。

それを可能にしたのがコンピュータとセンサーの進化である。

生体内の超微細な波動変化を、それらは瞬時にとらえ、計測することを可能にした。

そうして誕生したのが波動測定機器である。

メタトロン、AWGなどに代表される波動機器は波動〝迷信説〟を完全にくつがえした。

## 「発生」「治癒」「再生」の謎もわかった！

### ●生殖細胞が体細胞に変わる神秘

波動医学は、生命の根本原理まで解明している。

たとえば、生命の発生、治癒の神秘、再生の不思議……。

これらも、波動原理であざやかに解明されたのだ。

万能細胞の始まりは受精卵である。

図2　■万能細胞が、様々な体細胞におのおの変化

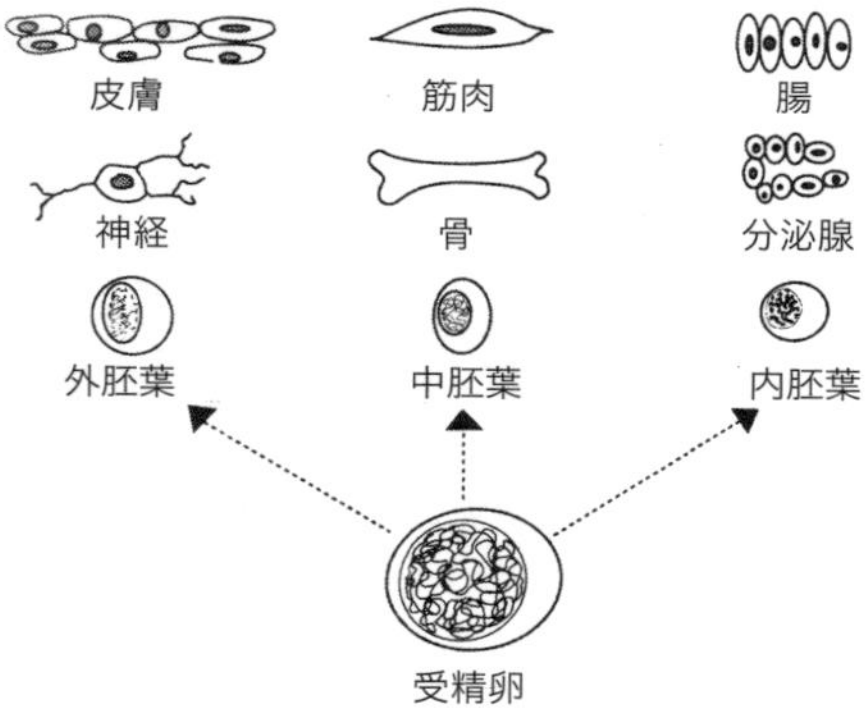


（出典：『CROSS CURRENTS』）

その一個の単細胞が人体という複雑精妙な身体に変化する。それは、まさに玄妙不可思議というしかない。

そのナゾを解くのが、生体の固有周波数理論である。

受精卵という万能細胞は卵割、胚胞、母細胞をへて、各種の体細胞を形成する。万能細胞が、さまざまな体細胞に変化する……。

そのメカニズムは生命科学のナゾだった。

そのミステリーを解明したのが、固有周波数の存在だった。特定の周波数が、生命形成の根本原理であった。

たとえば表皮細胞の周波数刺激を受けた万能細胞は、表皮に変化していく。

神経、筋肉、骨、腸、腺……なども、万能細胞に固有周波数の刺激をあたえることで形成される。

図３　■傷が治る「自然治癒」の謎がついに解けた！

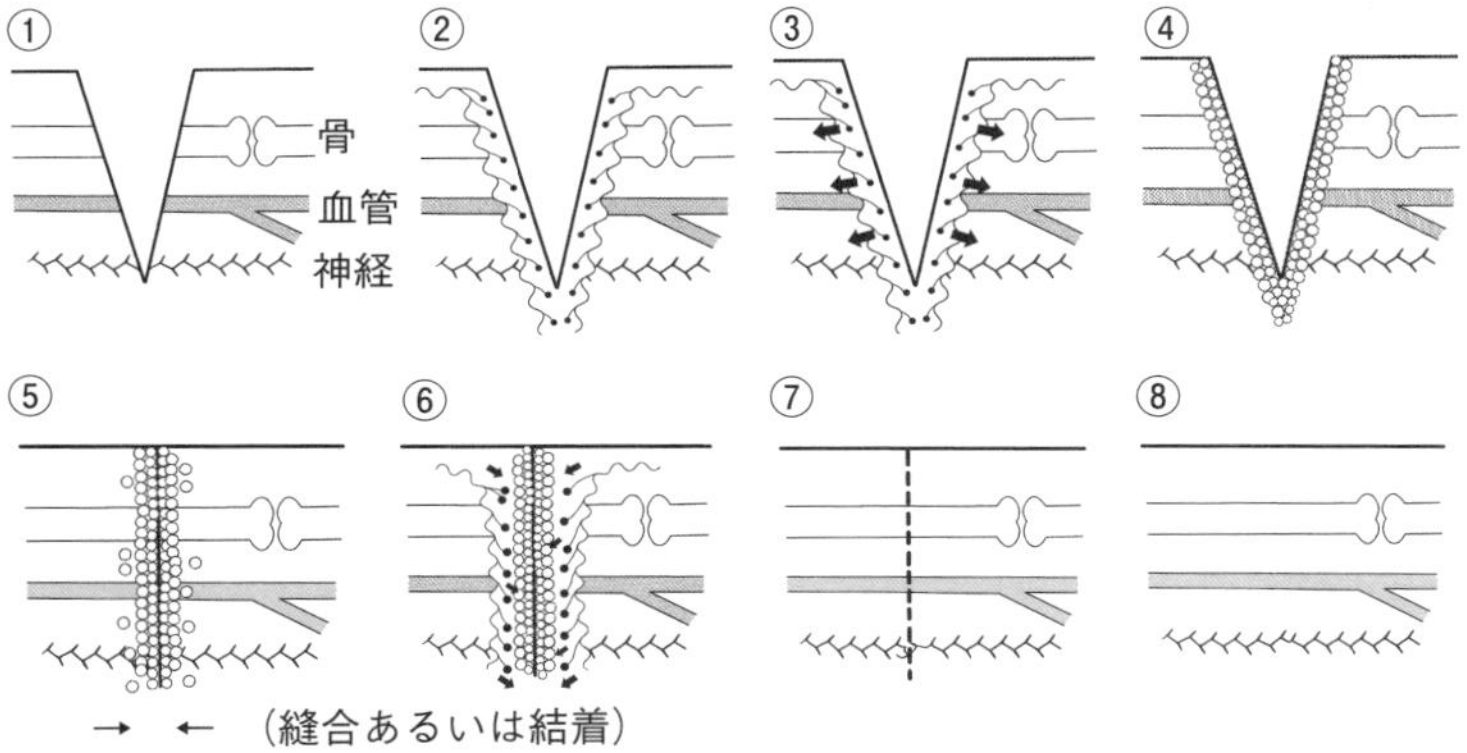


（出典：『未来を救う「波動医学」』より）

## ●傷はなぜ治る？　トカゲの脚はなぜ生える？

ちなみに、切り傷がなぜ治癒するのか？

現代医学は、こんなかんたんな質問にも答えられない。

正解を図3で示す。

身体は傷を負うと、その瞬間に切断面に神経ネットワークが形成される。そこにまず、第一次治癒電流が流れる。すると、傷口の体細胞は、すべて万能細胞にもどる。傷口をゆ着させると第二次治癒電流が流れ、万能細胞を各々の周波数刺激で皮ふ、筋肉、骨、血管、神経……にもどす。こうして、切断面はウソのように消え失せ、切り傷は完治する。

ちなみにトカゲは脚や尾を切っても再生する。

この再生（リジェネレーション）も生物学の長き謎だった。それをロバート・ベッカー博士（米ニューヨーク州立大学教授）は、理路整然と解明している。やはり、切断面に神経ネットワークが形成され、一次治癒電流で切断面の体細胞がいったん万能細胞にもどる。次に二次治癒電流が流れ、万能細胞が各々体細胞にもどることで、失われた脚は再生していくのである。

失われた乳房が波動治療器ＡＷＧで再生した奇跡を、前著『未来を救う「波動医学」』で紹介した。これも、ＡＷＧの治癒電流の周波数が偶然、乳房の固有周波数と同調したため、切除された跡に乳房の芽がめばえ、それが次第に成長していったのである。その乳房は、現在、若い女性のそれと同じにまで成長しているという。

それは、トカゲの脚の再生と同じ原理で、おどろくほどのことはない。

## ●〝水のダンス〟が解明！　生命の謎

生体は、各々の固有周波数により形成される。

それを証明したのがドイツ人のラウターーヴァッサー。著書『ウォーター・サウンド・イメージ』（ヒカルランド）では、「『波動』が生命を生む」真実を、見事に証明している。

「音叉《おんさ》を水に当てる」と水面にその周波数にしたがって、様々な紋様が形成される。

**写真４左**は水面に一〇八八ヘルツの振動を与えたとき現れた模様。**同右**は、亀の甲羅である。あきらかに、亀の甲羅は一〇八八ヘルツの周波数で形成されたのだ。それが、亀の甲羅の固有周波数である。

同じことは植物にもいえる。水に一〇万二五二八ヘルツの振動を与える。

**写真４　■水面に 1088 ヘルツ振動を与えたとき現れた模様（左）**

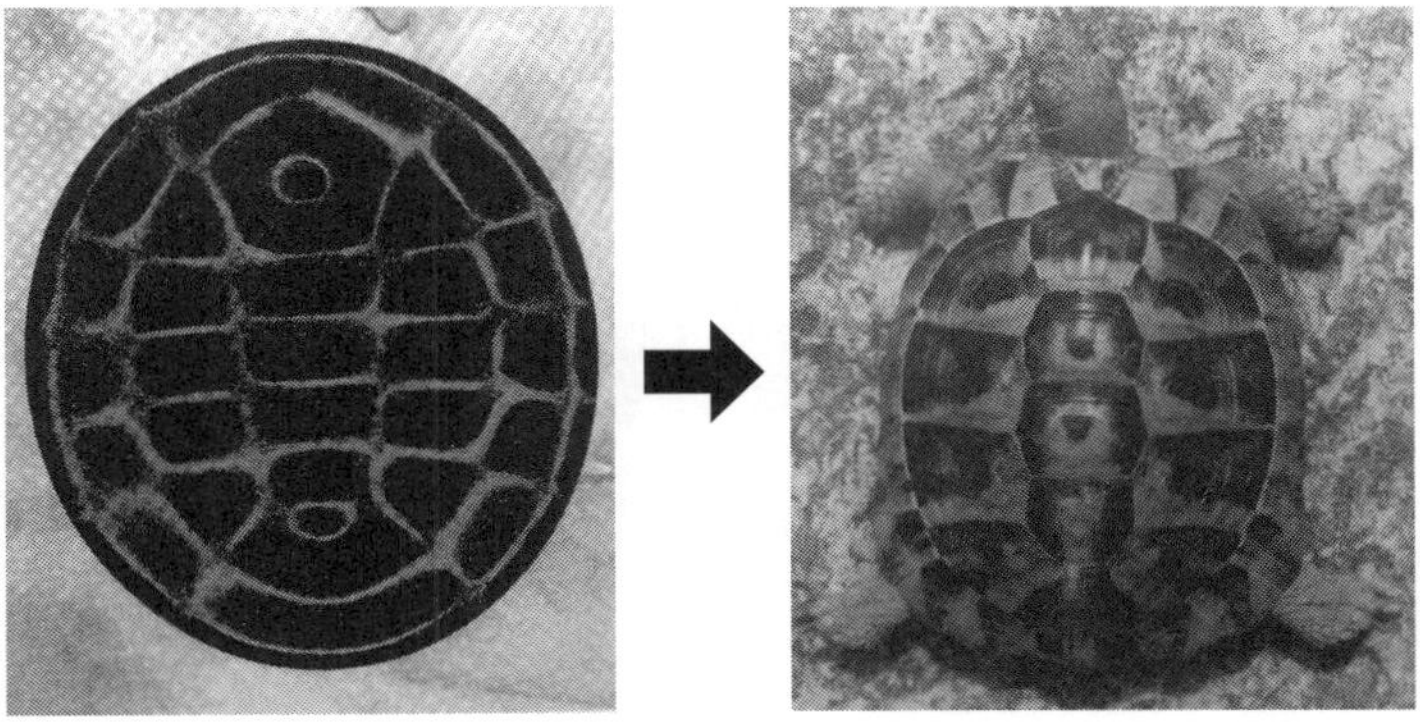

1088 ヘルツ　　　　亀

（出典：『ウォーター・サウンド・イメージ』より）

すると同心円状の渦巻き模様が出現。これは、まさにヒマワリのオシベ、メシベの配列と同じ。動物も植物も、固有周波数によって、その形態が形成されている。その決定的な証明である。

**「生命」「意識」「宇宙」、あらゆる存在は〝波動〟**

## ●すべて波動、物質は存在せず

「波動医学」の原理は明解である。

生命は、波動エネルギーである。

身体は、波動エネルギー体である。

量子力学の創始者マックス・プランクの箴言《しんげん》が、すべてを物語る。

**――すべては、〝波動〟であり、その影響である。現実には、何の物質も存在しない。**

## すべては、〝波動〟から構成されている――

つまりは、生命も、意識も、宇宙も、あらゆる存在も〝波動〟にすぎない。

「色即是空《しきそくぜくう》」とは般若心教の真髄である。

〝色《しき》〟つまり万物の実在は〝空《くう》〟である、と喝破している。

〝空〟とは、すなわち物質ではない――という意味である。

「空即是色」とは、物質ではない〝空〟から、宇宙の実在、つまり森羅万象の〝色〟が生成される、という意味である。

その生成原理こそが、まさに〝波動エネルギー〟なのである。

写真5　■量子力学の創始者マックス・プランク（ドイツ、1858～1947）

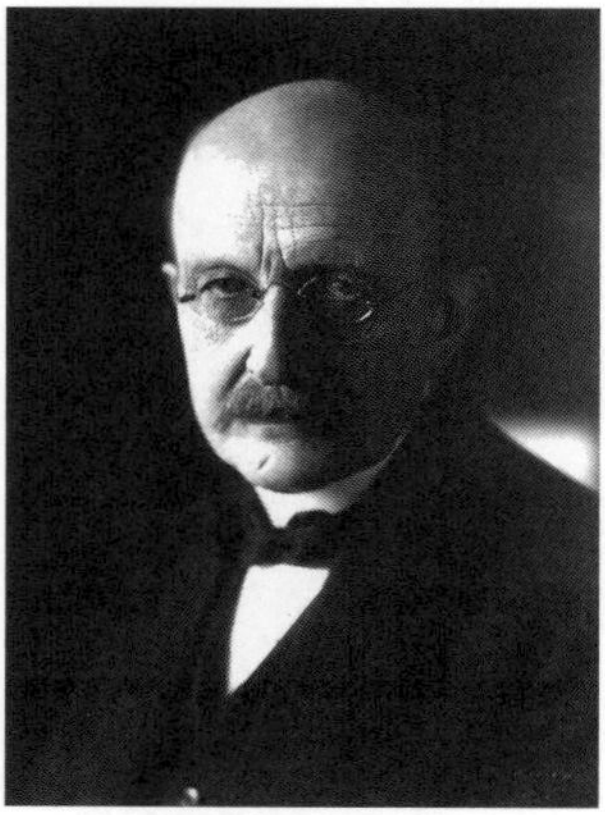

（出典：Wikimedia Commons）

仏典、般若心教は、その実相を「色即是空」「空即是色」で説いている。

宗教の奥義は、じつは物理学の奥義と通底している！

生々流転《せいせいるてん》、千変万化《せんぺんばんか》……とは、仏教の教えである。

それは量子力学の開祖マックス・プランクが解明した宇宙のダイナミズムとみごと

に重なる。

つまり、仏教は宇宙存在の「理（ことわり）」物理学の真髄を説いていたのだ！

## ●「生命」と「宇宙」をつなぐヨガ

生命も宇宙も、波動エネルギーそのものである。

それは、老子を始祖とする道教（タオイズム）にも通じる。「道（タオ）」とは、宇宙万物の「理（ことわり）」である。「道理」という言葉は、そこから発している。

「道（タオ）」をわかりやすくいえば、「宇宙の法則」である。

それは、仏教のいう「仏法」である。それは、キリスト教のいう「神の意志」である。

古代ヨガは――「神」の実在は「宇宙」である――という真理を体得していた。

「ヨガ」とは、古代サンスクリット語で、〝つなぐ〟という意味である。

「何」と「何」をつなぐのか？　それは、「生命」と「宇宙」をつなぐのである。

だから、ヨガの行者（ヨギ）は、「宇宙」と一体化するために、日々、修行を行うのである。

それは、食養、呼吸、体操、瞑想……などである。

なかでも瞑想は、心身を調和させ、宇宙に近づく、もっとも理想的な行法である。

これら修行と実践をへて、「宇宙」と完全につながり合一化した心身の状態を、「悟り」という。

あるいは「解脱《げだつ》」「三昧《ざんまい》」ともいう。それは、心身最上の理想境地である。

## ●「宇宙」「生命」を〝むすぶ〟生き方

以上のような宇宙観、生命観は、長い間、宗教的な理念ととらえられていた。

つまりは、形而上学的《けいじじょうがく》な観念論……というわけである。

しかし、現代科学の発展深化は、これら宗教教義こそ、科学的真理を説いていた——という驚愕事実に到達している。

冒頭マックス・プランクの量子論などは、まさに嚆矢《こうし》というべきだろう。

世界には、まさに万教といわれるほど種々雑多な宗教が古今東西、存在する。

その内容は、玉石混交《ぎょくせきこんこう》である。民間宗教から世界宗教……キリスト教、回教、仏教、道教、ヒンズー教……と、あげていたらキリがない。

さらには、一神教から多神教……かのマルクスは呆れ果て、「あらゆる宗教はアヘンである」と断罪、唾棄してしまった。

その一方で、彼の唱えた共産主義思想もまた、一種の〝宗教〟と化したのも皮肉である。

ヨガは心身の理想調和を達成する実践哲学であり、医学であり、科学である。

「宇宙」と「生命」を〝むすぶ〟生き方——それは、宗教の原点である。

現実の世界は、異なった宗教対立により、争いが絶えない。

そこには、憎悪と攻撃のみしか存在しない。まさに、宗教は諸刃《もろは》の刃《やいば》……。

特定の宗教の盲信、狂信は、人を一気に狂気と殺戮《さつりく》に突き動かす。

そこには、〝神〟の本質は〝宇宙〟である――という真理からは、ほど遠い惨状しかない。

## ●断食は万病を治す妙法（ヨガの奥義）

近未来医療の第二の柱、「断食」（ファスティング）にも触れておく。

「断食は、万病を治す妙法である」（ヨガの奥義）。

万病の原因は、自明である。それは、〝体毒〟から生じる。

〝体毒〟とは、代謝能力を超えて体内にたまった毒素である。

〝体毒〟には二通りある。「口の毒」と「心の毒」である。

前者は過食、誤食から生じる。後者は苦悩、不安から生じる。

「口の毒」はインプット過剰で起きる。代謝、排泄しきれない老廃物として体内に蓄積する。

それは、細胞、組織、器官などにとっては毒素である。毒素で汚れた細胞は、とうぜん生命力が弱る。そこに棲みついていた細菌、ウィルスなどが、ここぞとばかりに増殖、反乱を起こす。

そこに免疫細胞の鎮圧部隊が駆け付け、〝火炎放射器〟で反乱を鎮める。

〝火炎〟の正体は、活性酸素である。反乱分子を鎮圧するとき、炎は組織、臓器も火傷を負う。

発熱、痛み、腫れなどが生じる。これが、「炎症」の正体である。

ほとんどの病気は「×××炎」という名が付けられる。読んで字のごとし。

原因は、食べ過ぎ、悩み過ぎである。

苦悩は、副腎から神経ホルモン、アドレナリンを分泌させる。それは、別名「怒りのホルモン」、毒蛇の三〜四倍もの猛毒物質だ。それが全身をめぐる。だから、ムカムカ気持ち悪くなる。ムカつく。イラつく。キレる。その正体は、このアドレナリンのせいだ。

## ●〝体毒〟を排毒し自己浄化

代謝能力を超えて食べ過ぎ、悩み過ぎるから、〝体毒〟が溜まり病気になる――。

これが、万病のメカニズムである。食事のインプットを止めれば、排泄のアウトプットのみとなる。〝体毒〟は最優先で排毒され、身体は、理想的なクリーンな状態にもどる。

これが、断食で病気が完治する原理である。

**①自己浄化→②病巣融解→③組織新生**という三段階をへて、病気は完治する。

じつにシンプル。この原理に反論できる医師は一人もいない。

しかし、断食療法を徹底的に攻撃してきた現代医学は、このメカニズムにもまったく無知である。波動医学と同様、断食医学をまったく理解できない。彼らはもはや近未来医療の巨大潮流（メガトレンド）に、まったくついていけない。哀れな落ちこぼれとなるのみ……。

## 「自然」に近づけば「健康」に、遠のけば「病気」になる

### ●ヨガブームは真理回帰への流れ

これに対してヨガは、「宇宙」との一体化をめざす。

だから、本尊も、聖典も、聖地すらない。超宗教である。

万教帰一《ばんきょうきいつ》――世界で、ヨガに回帰する人々が急速に増えている。

わたしはそれを、人類〝覚醒〟の変化ととらえる。

ヨガがめざす「宇宙と一体化」した生き方とはなにか？

それはつまり、「自然と一体化」した生き方なのである。

この教えを、よりわかりやすく説いた聖者がいる。古代ギリシャの医聖ヒポクラテスである。


**「人は、生まれながらに、その内に一〇〇人の名医がいる」**


この箴言《しんげん》を、現代の医師も患者も、胸に刻むべきである。

「一〇〇人の名医」とは、いうまでもなく、自然治癒力のことである。

医聖は、さらにこう諭《さと》す。

「現世の医者は、これら名医の手助けをするのみ。けっして、邪魔をしてはならない」

しかし、現代の医者は、手助けどころか、自然治癒力を根こそぎ破壊し、患者を惨殺している。

ただただ、戦慄する……。

医聖は、次のように戒めている。

**――人は「自然」に近づくほど「健康」になり、遠のくほど「病気」になる――**

そして、こう付言しているのである。

「自然にしたがった生き方をすれば、一二〇歳まで生きることは可能である」

なんと、五〇〇〇年以上の歴史をもつヨガと、まったく同じ真理を指し示している。

## ●食で治せない病気は医者も治せない

「自然にしたがった生き方」のさいたるものが、自然な食べ方、考え方である。

よって、医聖は「自然食」の大切さを訓戒している。

「食事で治せない病気は、医者もこれを治せない」

「食べまちがい」は「生きまちがい」なのである。

しかし、現代人のほとんどが「食べまちがい」による病苦、業苦にあえぎ苦しんでいる。

医聖ヒポクラテスは約二四〇〇年の時を経ても、真の〝医学の父〟として、そびえ立っている。

「彼の姿は、いつも医師の理想像として、立ちそびえている」

医学史の権威F・ギャリソンは、こう医学の尊父《そんぷ》を称《たた》える。

「……彼は、心のバランス、柔軟さ、そして批判精神のあり方の手本である。とりわけ、常に過《あやま》ちの原因となるものを看視しつづけた。それは、まさに科学精神の真髄である」

ヒポクラテスは、医学と宗教を切り離して説いた。

「病気は神々が与えた罰などではなく、環境、食事や生活習慣によるものである」と主張したのである。

まさに、現代に通じる心眼である。

そして、彼が実践した治療法は、自然治癒力を活かすことに徹していた。

その医術は「人間に関わる『自然治癒力』つまり四体液のバランスをとり治療する。『自然』の力を引き出すことに焦点を当てたものであり、そのために『休息、安静が最も重要である』と述べた。さらに、患者の環境を整えて、清潔な状態を保ち、適切な食事をとらせることを重視した。たとえば、創傷《きりきず》の治療には、きれいな水とワインだけを用いた」「基本的には、患者に薬を投与したり、特定の治療法をとることは、しないようにしていた」（ウィキペディアより）

## 「ヒポクラテスの誓い」を裏切る医者だらけ

### ●人を殺すクスリを与えない

有名な「ヒポクラテスの誓い」がある。それは、一五〇八年、ドイツのヴィッテンベルク大学医学部で初めて医学教育に採用されている。以来、長らく医療従事者にとって、大切な教えとして伝承されている。二〇〇四年には、北米のほぼすべての医学校の卒業式の誓いとして唱和されている。

現代でも、世界の医師たちは、医師として旅立つまえに「ヒポクラテスの誓い」を斉唱する。

そこには、こうある――。

**「患者に利する治療法を選び、害と知る治療法は決して選ばない」**

**「依頼されても、人を殺すクスリを与えない」**

**「どんな患者にも、不正を犯すことなく、医術を行う」**

わたしは、めまいのするため息を吐くしかない。

現代の医者で、これら「誓いを守っている」と胸を張れる医者が、はたしてどれだけいることだろう。

## ●ガンの医者千人殺して一人前

「患者に利する治療法」は行わず、「患者を害する治療法」を行う医者だらけだ。

ガン治療が、その典型だ。

二七一人の医者に行った衝撃アンケートがある。

「自分自身に抗ガン剤を打ちますか？」

この質問に対して「ノー！」と答えた医者が、なんと二七〇人にたっした。

この医者たちに、クリニックに来た患者に抗ガン剤を打つか？　と質問したら、おそらく全員が「イエス！」だろう。

ガン治療が、ガン患者を〝殺している〟。その証拠は、数限りなくある。

「病院でガン治療を受けた患者の余命は三年。治療を拒否した患者の余命は一二年六か月だった」（カリフォルニア大学、H・ジェームズ博士）

ガン治療を受けないと、ガン治療を受けた人より四倍以上生きるのだ。

つまり、三年で早死にしたガン患者は、ガンで死んだのではない。ガン治療で殺されたのだ。

そんなことは、子どもでも分るはずだ。

しかし、このジェームズ報告は、いっさいマスコミでも流されない。

ガン利権マフィアに「不都合な真実」は、いつもこうして圧殺される。

テレビ、新聞が伝えないのも当然だ。〝かれら〟は、みんな製薬会社のヒモつきなのだ。

いわば、悪魔的な医療利権の手先にすぎない。

ガン専門医は、平均一〇〇〇人ガン患者を〝殺して〟一人前なのだ。

## ●ガン死者八〇%は治療による虐殺

国立O大学付属病院で、インターン医師が一年間に、同大医学部付属病院で亡くなったガン患者のカルテを精査したら、八〇%がガン治療による医療過誤で死亡していた。

その多くが、感染症だった。抗ガン剤、放射線、手術で免疫力が破壊され衰弱し、病原菌やウィルス、カビ菌に感染して死亡しているのだ。

この医師は、「患者の八〇%がガン治療により死亡している」というこの衝撃結果を博士論文にまとめた。そして、医学部長に提出したところ、なんと、目の前で破り捨てられたのだ。

抗ガン剤、放射線、手術のガン三大療法こそ、「患者を害する治療法」である。

現代の医師たちは、その虐殺療法に殺到し、文字通り患者を殺戮し続けている。

「依頼されても、人を殺す薬を与えない」（聖ヒポクラテスの誓い）

これも現代医者にとっては笑止千万だろう。

彼らは、超猛毒抗ガン剤をバンバン打ちまくり、ガンガン稼ぎまくっている。

抗ガン剤は超猛毒である。それは、厚労省の担当技官ですら認めている。

「抗ガン剤がガンを治せないのは常識」「超猛毒で、その毒で多くのガン患者が死んでいる」

「大変な発ガン物質で別のガンを多発させる」……。

これら衝撃事実をわたしの取材でもはっきり認めている。

毎年、約三七万人もガンで亡くなっている……と政府（厚労省）は発表する。

しかし、その八〇％は、猛毒抗ガン剤などによる〝医療殺人〟の犠牲者なのである。

## ●抗ガン剤の虐殺犠牲者が激増中

図6は、そのれき然とした証拠である。

一九九〇年代を境に、欧米ではガン死亡率が、のきなみ減っている。

それに対して、日本だけが、まるでロケットのように死亡率は激増している。

まるでミステリーだが、その謎は、すぐに解けた。欧米で減っているのは、正確にいえばガンの死亡率ではない。超猛毒の抗ガン剤による死亡率が減っているのだ。

いまや世界では、抗ガン剤治療（ケモセラピー）は有害無益という事実は医学界では常識だ。

だから、医者もできるだけ処方しない。患者も断固ことわる。

**だから、欧米で抗ガン剤の使用量が急減している。**

**そして、日本で抗ガン剤の使用量は急増している。**

海外から日本に、余った抗ガン剤がなだれこんでいるからだ。

つまり日本は、抗ガン剤のごみ捨て場と化している。その理由は、日本だけが国民皆保険に加えて高額医療費を、クニが税金で補填しているからだ。

図6　■日本だけ抗ガン剤で虐殺される犠牲者が激増中

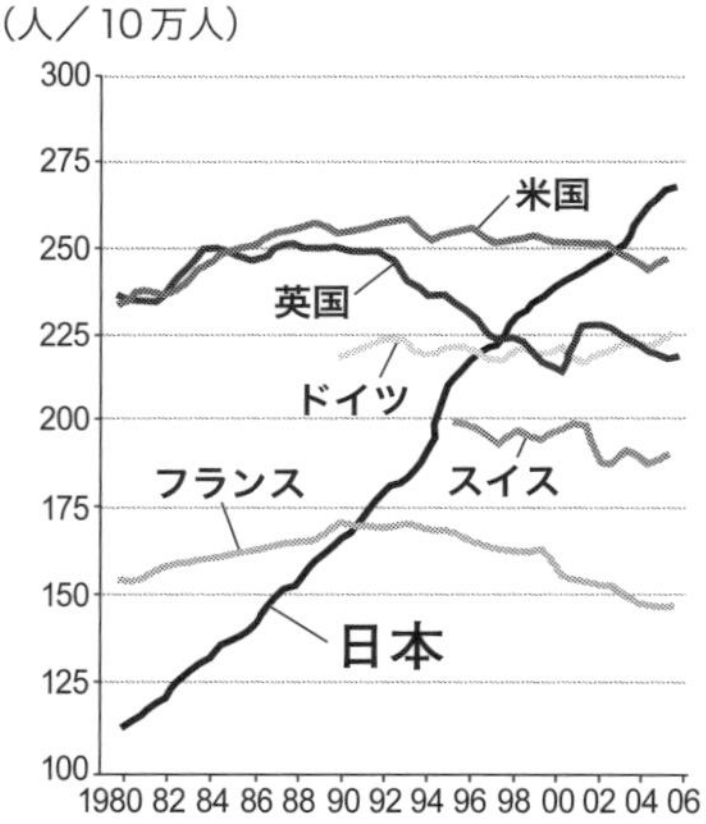


（出典：WHO HP statistics Number and rates of registered deaths）

だから、高額で、無効で、猛毒の抗ガン剤が、日本のガン患者に打ちまくられている。**図6**は、その犠牲者の激増を示す決定的な証拠である。

日本人は正直な民族だといわれる。

わたしに言わせれば、正直の頭に〝バカ〟が百ほど乗っかっている。

弱ったガン患者に超猛毒を注射すれば、死ぬに決まっている。

そんな、アタリマエのことも判らないほどに、日本人は〝洗脳〟されている。

ガン患者が抗ガン剤を求めるのは、ゴキブリが「フマキラーまいて！」と懇願するにひとしい。

はやくいえば、完全に狂っている。しかし、その狂気からさめるのも時間の問題である。

## ●欧米ガン治療は自然療法にシフト

欧米諸国の医学界は、薬物療法に無力感と絶望感を感じている。

その根拠の一つが抗ガン剤（ケモセラピー）による大量殺戮だ。

わたしの知人のS医師は、こう発言してわたしを驚かせた。

「わたしは六〇歳になるまでに八五〇人のガン患者を治療してきました。全員に抗ガン剤を投与し、うち約五〇〇人には、手術も行いました。今、正直に申し上げます。このなかで、現在生きている患者さんは、一人もいません。だから、自信をもって申し上げます。抗ガン剤も手術も、ガンを治すことはできません。だから、わたしは今日かぎり、これらガン治療と手を切ります」

しかし……亡くなった（殺された）ガン患者たちは、永遠に帰ってこない……。

彼がそれ以降も、ガン治療の三大療法に専念していたら、軽く一〇〇〇人以上を死なせていたことは、まちがいない。

だから、日本の医者は、平均で一〇〇〇人以上のガン患者を〝殺している〟。

本人に、その自覚がないだけだ。自覚していたら、罪の意識でとっくに発狂しているだろう。

このように、かつてガンの標準治療として世界中で行われてきた三大療法（手術、放射線、抗ガン剤）は、完全に破綻《はたん》している。

## ●英シャイアー社七兆円売り逃げ

欧米で九〇年代から、ガン死亡率が減っているのが、その現れである。

なぜか？　各国は、ガン治療を通常療法から自然療法にシフトし始めたからだ。

つまり、欧米では抗ガン剤市場が急速に縮小している。

イギリスの最大手、製薬会社シャイアーが、二〇一八年一二月、日本の武田薬品に七兆円で身売りした。同社は抗ガン剤大手だった。抗ガン剤が将来売れなくなることを見越して、武田に身売りしたのだ。まさに、ていのいい売り逃げだ。

お人好しで世間知らずの武田は、見事にババをつかまされた。

原発ビジネスが終わったことを見越し、東芝に売り逃げしたウェスチングハウスと同じだ。

## 猛毒副作用を隠すオプジーボ戦慄《せんりつ》の罠

### ●またもや始まる大衆〝洗脳〟

かつて抗ガン剤は、金の卵を生むアヒルだった。

なかには驚嘆する薬価の抗ガン剤も存在した。それが、ペグイントロン。

その一グラム当たりの薬価は、ナント三億三一七〇万円。一グラムといえば、一円玉の重さ。

だから、ダイヤより高い。

ならば、ガンに効くか？　とんでもない。超猛毒なので原液を投与すれば即死するだろう。

それで、〝死なない〟濃度のマイクログラム単位で投与して荒稼ぎしていた。

現在は、驚倒する薬価がばれたので、こっそりガン治療薬から外している。

このように、世界では金城湯池《きんじょうとうち》をなした抗ガン剤市場も縮小する一方だ。

日本でも、第二次大戦の死者の五～六倍は毒殺してきたのはまちがいない。

そんな超猛毒の抗ガン剤も、静かに消え失せようとしている。

しかし、ガン療法の甘い蜜を吸ってきたガンマフィアたちは、最後の荒稼ぎを狙っている。

それがオプジーボである。

売出し当初の薬価は年間三五〇〇万円。やはり驚倒する荒稼ぎだ。

マスコミは「夢の新薬か！」と提灯《ちょうちん》記事を連発。さらに開発にたずさわった京大特別教授の本《ほん》庶佑《じょたすく》氏がノーベル医学生理学賞に決定するや、さらにヒートアップ。日本だけが大騒ぎだ。

オプジーボの原理を、かんたんに説明する。ガンを攻撃する白血球に対して、ガン細胞も抵抗する。オプジーボは、その抵抗を阻害する作用がある、という。

だから、患者の免疫力は高まり、ガンは治る……というリクツである。

## ●患者は九九％以上死ぬ

ところが、製薬会社の報告によれば、オプジーボによる一年生存率四二％、三年生存率は一八％……完治は一％以下……というから、天を仰ぐ。患者は九九％以上死ぬ。

これで、どこが「夢の新薬」か？　どこを推したらノーベル賞受賞になるのか？

ここに、見え透いた悪魔の医療マフィアたちのあがきがある。

まさに、最後の荒稼ぎがオプジーボ。まず、ノーベル賞受賞という打ち上げ花火だ。

それで大衆を興奮熱狂させ、ガン難民を殺到させ、ボロ儲けを企む。

「……テレビは、オプジーボで具合の良くなった人たちを紹介していますが、その人たちは治った人たちですか？」「一時的に良くなった人たちを放映するのは、多くの末期患者に夢を与えてオプジーボの生体実験のモルモットにさせるためですか？　こんな悪魔的な放映は、すぐにやめて欲しい」（井上明氏、日本総合医学会理事）

元毎日新聞デスクの山田寿彦氏もオプジーボを一刀両断する。

「……オプジーボは、猛毒でガン細胞をやっつける従来の抗ガン剤と異なり、人体ほんらいの免疫システムを活性化させることで、ガン細胞を攻撃する、と説明されており、何となく〝やさしい薬〟というイメージがあります」

ところが山田氏も、オプジーボの恐るべき悪魔的一面に気づき絶句する。

「驚くべきことに、一般的な抗ガン剤と同様に、多くの重篤な副作用が報告されています」

発現率が高いものは――**疲労、倦怠感、発疹、悪心、嘔吐、かゆみ、食欲減退、下痢、発熱、甲状腺機能低下。**

死に関わる重大副作用は――**間質性肺炎、筋無力症、横紋筋融解症《おうもんきんゆうかいしょう》、大腸炎、II型糖尿病、肝機能障害、腎障害。**

「枚挙にいとまがない」と山田氏もあきれはてる。これら殺人副作用を指摘したメディアは一部にすぎない。マスコミの罪も深い。（『森下自然医学』２０１８年12月号より）

## ●現代医学は終わっている

「オプジーボは無効！」と切り捨てる医師もいる。近藤誠氏は公式ブログで指摘している。「オプジーボを投与した患者の生存曲線が、他の抗ガン剤と変わらない。にもかかわらず、高額な新薬として承認されたことは疑問」

このような事実をメディアは絶対に流さない。そして、ノーベル賞受賞騒ぎをもちあげる。発売元である小野薬品工業の株は急騰、お祭り騒ぎは終わらない。

ノーベル財団の資金運用五〇％以上が株式という。同財団は、これら受賞による株急騰で荒稼ぎ。資金運用の裏技となっている。これは、絶対まちがいないだろう。

さらに、ノーベル財団の有力な資金源が、ロスチャイルドとロックフェラー二大財閥。〝かれら〟は、地球を裏から支配する秘密結社イルミナティの双璧である。

つまり、〝闇の支配者〟がノーベル賞というめくらましで、人類を〝洗脳〟しているのだ。

しかし、いまや世界の医療マフィアたちの焦りの色は濃い。

認知症薬の開発断念、薬害・薬死の頻発、薬物依存の多発、抗ガン剤の大量殺戮……詐欺と腐臭が世界中の医療現場で蔓延している。

ｉＰＳ細胞やオプジーボへのノーベル賞授与は〝かれら〟の最後の悪あがきのように見えてくる。大衆ももはや馬鹿ではない。いちど目ざめたひとびとを〝洗脳〟することは、もはや不可能だ。もう、現代医学は終わっている――。

# 第2章　虎が眠る、オオカミが眠る、灰色熊が眠る

――オー・マイ・ガー！「気療」パワーに、世界騒然……

## 気療治療師、神沢瑞至《かんざわただし》、奇跡のハンドパワー

### ●羊たちは次々に眠りに落ちた

一人の男が立っている。作務衣《さむえ》姿である。静かに前方を凝視している。

その先は、牧場である。数十頭もの羊が放し飼いされ、のどかに草をはんでいる。

男は、右の手のひらを下に向け、ゆっくりと水平に円をかくように動かし始めた。

目線は、はるか羊の群れにとどめたままである。

羊たちは、なにごともなかったように、静かに草をはむ。時間がゆっくりとすぎていく。

男は手刀を少しくぼめたようにして、やはりしずかに回し続ける。
五、六分も経過しただろうか？　手前の羊に変化があらわれた。
草を食べるをやめ、けだるそうに首を動かしはじめた。そして、ゆっくりとひざを折り、その

まま草地に横になった。そして、ここちよさそうに眠りはじめたのだ。

周囲の羊たちも、まるで申し合わせたかのようにゆったりと横になっていく。気がつけば数十頭の羊たちは、みんな、横になって眠りについている。じつに不思議な光景である。

男は、なにごともなかったかのように、端然と仁王立ちしている。

わたしは、テレビの画面に釘付けになった。呆気にとられた。

この男性は、気功師として紹介されていた。

羊の群れを眠らせた男——わたしは気功の威力に、あらためて感嘆した。

## オオカミも灰色熊も地面に熟睡

羊の群れを眠らせた男を、メディアがほっておくわけがない。

他のバラエティ番組でも、その作務衣の男性は登場した。

今度は、五頭ほどのオオカミが相手である。オオカミたちは凶暴な牙をむき、ときに激しく睨みつけてくる。しかし、前回同様、男はしずかに手のひらを水平にゆっくり回し始める。

最初、オオカミたちはせわしなく、檻の中を動き回っていた。

しかし、時間が経過するにつれ、その動きに変化が現れてきた。

ひとつの場所にとどまり、小首をかしげるしぐさをする。その眼から警戒の光が消えていく

そして、なんとひざを追って腹ばいになった。そして、大きなあくびをする。それから、ゆっ

たりと、体を地面に横たえた。その眼は気持ちよさげに、ゆっくり閉じられていった。

残りのオオカミたちも、一頭、また一頭……と、同じようにはらばい、眠りに落ちていった。

さて、番組は次の場面に移る。

今度の相手は、なんと灰色熊である。俗称グリズリー。アラスカなど北米に生息する巨大熊。

その大きさは北海道ヒグマの二、三倍はゆうにある。

男は、なんと檻のなかに入って巨大熊と対峙した。不動心のなせる技か……。

すごい胆力である。灰色熊は落ち着きなく、ときに咆哮をあげる。

しかし、男は微動だにせず、右手をゆっくり回し続ける。

どれだけの時間がたっただろう？　巨大熊の動きがしだいに、にぶくなってきた。

そして、なんと、ゆっくり腰を落としたではないか！

さらに、手のひらを回し続ける。グリズリーは、気持ちよさそうに地面に伏せていき、眼を閉じた……。あとは、安らぎの静寂があたりを満たしていた。

## 海外で絶賛！　テレビ出演、出版もあいつぐ

### ●眠る動物たちが証明した気エネルギー

羊から始まり、オオカミ、灰色熊などを気功で眠らせる男……。

テレビ放映の反響は、すさまじかった。とりわけ、興奮したのが海外メディアである。

気功師や気エネルギーなどに対しては、まだまだ懐疑的な風潮が強い。

なにしろ、それは眼にみえない。はたして科学的に説明できるのか？

そもそも「氣」など、存在するのか？　疑問に思って当然だ。

しかし、この気功師の男性は、羊の群れからオオカミ、巨大灰色熊まで、手のひらの動きひとつで眠らせてしまった。そこには、いっさいのカラクリも仕掛けもない。

これが人間相手なら、マユツバものである。

被験者とあらかじめしめしあわせておけば、どんな〝反応〟も引き出せる。

しかし、動物相手では、こうはいかない。どんな事前の〝仕込み〟も、不可能である。

それをこの男性は、テレビカメラの前でやってのけた。

たとえば超能力者が実在することは確かだ。しかし、テレビカメラの前で再現しろ、といわれると、難しい。それほど、微妙な集中力を要する。ここでやってみせろ！　あいよ……とはいかない。

しかし、この男性は、テレビカメラの前でもいっさい動じることなく、精神を右手の平に集中し、そして、まぎれもなく相手の動物に「氣」を送り、ことごとく眠りにつかせている。

その集中力は、さすがに、超一級の気功師である。

写真７　■虎、オオカミ、灰色熊などを気功で眠らせる男

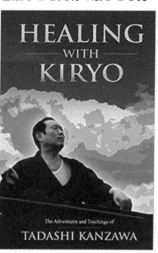

## ●象、虎、サイ、カンガルーまで眠る

その彼に、偶然、出会う機会をえた。

とあるパーティで紹介された。黒いダブルのスーツを着こなしていたので、ご本人とは判らなかった。なるほど作務衣姿を思い出す。まさに、この方だ！

名刺を交換する。そこには「気療塾学院学院長　神沢瑞至」とある。

テレビ放映を見たときの感動をのべると、にこやかにうなずかれた。

大変に気さくな方で、その場で、二冊の著書をいただいた。どちらも英語版なのにも驚いた。海外の方が、国内よりはるかに注目度が高いのだ。

その一冊『HEALING WITH KIRYO（気療による癒し）』の表紙（**写真7**）には、かなたに「氣」を放つ、神沢氏の勇姿が収められている。

同書をくっておどろいた。なんと彼は、そのハンドパワーで、インド象やアフリカサイ、カンガルー、野牛、さらにはシベリア・タイガーまで、テレビ取材クルーの前で眠らせている。

海外で神沢さんが実践した動物との「氣」の交流実験では、ゴリラからコアラまで、さまざま

な動物たちを〝眠らせてきた〟ことに、あらためて驚くしかない。

**写真8**は、眠らせる前のシベリア・タイガーと、気パワーで熟睡する虎である。

## ●動物は小脳に直接「氣」を送る

「スゴイですねぇ！」

思わず嘆声をあげるわたしに、「かんたんですよ」とやり方を指導してくれた。

右手を手刀のようにくぼめ、親指を人差し指に強く押しつける。これを回しながら、遠くの動物に「氣」を送る。しかし、素人がやって猛獣たちが寝てくれるわけではない。

気さくなお人柄に甘えて、冗談まじりに次の質問をしてみた。

「若い美人なんか、いちころで眠らせられるでしょう」

神沢さんは、相好をくずして答えた。

「いやいや、人間はむつかしいです。動物のほうがかんたんです。大脳がありませんからね」

どういうことだろう？

「人間は、大脳がブレーキをかける。それにたいして動物は小脳で動く。だから、直接反応するのです。あとは……邪心がはたらいたらダメですなぁ（笑）」

ともに腹を抱えて大笑いしたことであった。

写真８　■眠らせる前のシベリア・タイガーと氣パワーで熟睡する虎

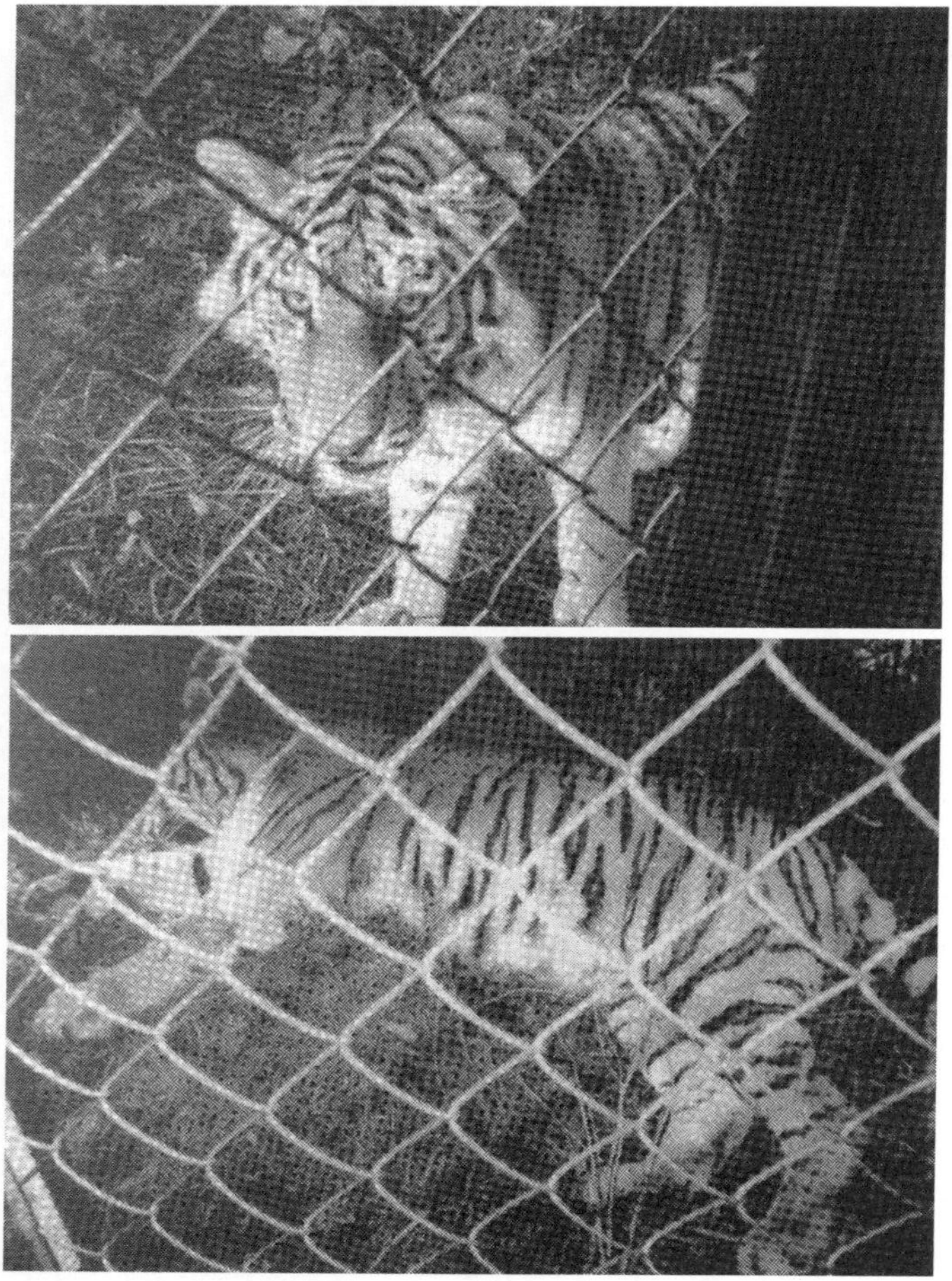

（出典：『HEALING WITH KIRYO』）

## 「氣」とは、いったいなんでしょう？

### ●生活も人生も「氣」が支配する

「氣」とは、一言でいえば、生命エネルギーです。

あらゆるエネルギーは、波動なのです。だから「氣」とは生命波動エネルギーなのです。

つまり、人間を生かすあらゆる波動エネルギーが、「氣」の総体といえます。

わたしたちがすぐに思い浮かべる生命波動は、まず脳波、心電図、脈拍、筋肉電流……などです。これらは、すべて「氣」によって制御されています。

それだけではありません。呼吸や脈拍、さらには感情、思考までもが、「氣」の影響を受けているのです。影響というより支配されている、といったほうが正しいかもしれません。

つまり、生命のあらゆる現象は、すべて「氣」が支配している、といっても過言ではないでしょう。

「氣」は体内にだけ存在するわけではありません。体外の世界も「氣」に満ちています。

目の前の空間も「氣」に満たされています。宇宙全体も「氣」に満たされている……。

それを、古代サンスクリット語で「プラーナ」と呼ぶのです。

## ●呼吸、食養、断食も波動療法

学術的には、次のレベルまで解明されています。

「……『氣』は中国思想全体を通じて、もっとも重要な概念の一つであり、漢方医学上では、生活活動を営む根源的エネルギーとされています。『氣』は、眼で見ることはできず、なにかの可能性を持った、無形のエネルギーであり、生命活動においては、精神活動を含めた機能的活動を統括する役割を担っています」(「漢方の診断1―4　基本概念」日本東洋医学会より)

やはり、生命活動の全体を統括する存在であることがわかります。

つまり人間は、日々の生活や人生を、「氣」によって生かされているのです。

さらに、解説は続きます。

「『氣』は、誕生にさいして、父母から与えられた『先天の氣』と、誕生のあとに自然界から取り入れられる『後天の氣』に分けられます」「『後天の氣』は、呼吸によってもたらされる『宗氣』と、『飲食物の消化吸収によってえられる『水穀の氣』からなっています」(同)

つまり、「氣」は祖先からも受けつがれ、呼吸や食物からも得られるのです。

それが波動エネルギーであることを知れば、当然のことと理解できるはずです。

祖先から受けつがれる「先天の氣」は、遺伝子に波動情報として記録されています。

呼吸による「宗氣」は、ただ空気を吸うだけでなく体外と「氣」の交換を行っているのです。

飲食による「水穀の氣」は、水や穀物から波動エネルギーをいただくことを示しています。

つまり、「呼吸」や「食養」や「断食」も、明らかに波動療法なのです。

## ●「氣虚」「氣逆」「氣鬱」の症状は？

前著は、さらにつっこんで、「氣」のさまざまな状態・症状も解説しています。

①**「氣虚」**：氣の絶対量が不足した状態です。産生の低下、消費の増加が原因です。現れる症状は、全身倦怠感、易疲労感（疲れやすい）、気力の低下、食欲不振をきたします。（いわゆる「氣」が抜けた状態ですね。最大の対策は、ただただ休息です。それで、「氣」はチャージされます）

②**「氣逆」**：「氣」は頭部から下肢、あるいは中心から末梢へと向かいます。これが逆流した状態を「氣逆」といいます。

症状は、冷え、のぼせ、発作性の頭痛、動悸発作、焦燥感を引き起こします。（「上気する」「あがった」状態です。意識を上から下に落とすつもりで、腹式呼吸をしましょう。文字どおり「気を沈める」のです）

③**「氣鬱」**：氣の流れがとどこおり、うっ滞した状態です。

症状は、抑うつ気分、喉《のど》のつかえ感、腹部膨満感などがあります。（「気詰まり」「気落ち」など、気の流れがストップしている状態です。だから、「丹田呼吸」などで気を全身にめぐらせます。また、ストレッチも気のめぐりをよくします。もっともカンタンなのは、腹の底から笑うことです）

## ●「氣」の波動の乱れを整えよ

かんがえてみたら、日本文化は〝気の文化〟です。

日本語のあらゆる場面で、「気」が出てくることに驚かれるでしょう。

そもそも、「病気」という言葉じたいが、その本質をとらえています。

「気」が「病んでいる」から、「病気」になるのです。

だから、治療法も判然としてきます。「病んだ気」を、もとにもどせばいいのです。

「気」とは、生命波動エネルギーであることは、すでにのべました。

「気」が病む……ということは、その波動が〝乱れている〟からです。

乱れた波動を調律して、もとの波動にもどせば、病気も消えていく！

なんと、かんたんなことでしょう。これが、まさに波動医学の根本原理なのです。

この生命波動エネルギーの存在を知らずに、肉体を物体としてとらえ、クスリという有毒化学物質に対する肉体のたんなる〝毒物反射〟を、〝効能〟とサッカクしたのが、西洋医学です。

病気が治るわけがない。そこで、さらに強い〝薬毒〟を注ぎ込む。

患者は、〝体毒〟にさらに〝薬毒〟が加算され、倍加し、症状はさらに悪化していきます。

まさに、無知の悲劇であり、狂気です。

漢方では、生命を動かす三つの要素をあげています。それが「氣」「血」「水」です。

別名、「カラダを支える三つの大黒柱」。健康な生命は、「氣」だけでは保たれません。

その他、「血」「水」の充実があって、生命の三脚はしっかり固定されるのです。

人体は、建築物にも似ています。

しっかり立っているためには、三つの大黒柱のチェックが欠かせません。

**(1)「氣」の柱**

このチェックは、先にのべた「氣虚」「氣逆」「氣鬱」を確認しましょう。

**(2)「血」の柱**

**「血虚」**：体の栄養が足りていない状態を示します。一つだけの栄養分が足りていてもダメです。バランスよく、調和よく、栄養が血液にいきわたっていることが大切です。

**「汚血」**：血流が、どこかでとどこおっている状態です。いわゆる血流不全。血栓症なども、これにあたります。すみずみまで血がめぐっているか、チェックしてみましょう。

**(3)「水」の柱**

**「陰虚」**：体にうるおいが足りていない状態です。みずみずしい体は、全身に水分がいきわたっているのです。

**「水滞」**：体のすみずみまで水分がいきわたらず、どこかで溜《た》まっている状態です。水分のめぐりもたいせつです。リンパの流れが悪くなることも、この「水滞」の一つといえるでしょう。

このように、「氣」「血」「水」のバランスは、健康の基本といえます。

西洋医学が支配してきた現代医学は、もっと詳細に、何十、何百項目ものチェックを行います。

それも数値で細かく示します。それにくらべたら、東洋医学はなんとシンプルなことでしょう。

しかし、それだけに、健康と生命のしくみがはっきり見えてきます。

## 「氣」の波動を科学的に測定できるか?

### ●見ざる・言わざる・聞かざる?

いまだに、「波動」といっただけで、露骨にイヤな顔をする人がいます。

「ああ、オカルトね……」。口もとには、皮肉な笑みを浮かべています。

世の中には、未知のことを受け入れる人と、受け入れない人がいるようです。

言いかえると、革新的か、保守的か。あるいは、前向きか、後ろ向きか。

しかし、未知の現象に眼や耳をふさぐより、好奇心で挑戦する。

そのほうが、はるかにワクワクするものです。

昔から「見ざる・言わざる・聞かざる」は、庶民の処世訓でした。

封建時代は、「お上に逆らったら、ロクなことにならねぇ」「クワバラ、クワバラ……」と、布団の中に頭をつっこんで、見て見ぬふり、聞いて聞かぬふり。

まかりまちがえば打ち首がまっているのだから、じつにまっとうな庶民の知恵です。

しかし、今は侍の世ではない。打ち首も、とうぜんない(笑)。

未知の現象に、積極的にアプローチするチャレンジ精神は、常に持っていたいものです。

## ●量子力学が挑む「氣」の正体

「氣」は生命エネルギーの波動である。それは、はっきりしています。しかし、具体的に、科学的に提示せよといわれても、その全体像はいまだ漠《ばく》として不可解、神秘的なのです。

しかし、現在、生理学者よりも量子科学者たちのほうが、この「氣」の存在について深い関心を抱いています。

彼らは、本気で「意識」「心」「時間」などを量子力学の観点から解明しようとする。まさに科学的方法論でチャレンジしているのです。

そして、「氣」の存在へのアプローチも、現代量子力学の重要なテーマの一つです。色即是空の仏典が量子力学の根幹を解き明かしたように、今度は最先端科学が、「氣」や「空」を解き明かしてくれるはずです。

# 「氣」のトレーニング：だれでもできる強化法

## ●手の間に〝氣のボール〟出現

神沢氏は、前著で外国人読者に、「氣」のトレーニング法を伝授しています。

まずは、あぐらをかいて、座った状態で、両手のひらを四インチ（約一〇cm）離して向かい合わせます。その空間に意識を集中します。

すると、両手のあいだに、なにか引力か反発のようなものを感じるはずです。

そこに「氣」が出現したことの証しです。それは俗に〝氣のボール〟といわれます。

まるで、見えないボールをつかんでいるような感覚になるからです。

つぎに、両手のあいだの空間をこねる感覚で前後に動かします。

すると、両手のあいだに見えないスプリングがあるかのような反発と弾力を感じます。

「氣」の空間が出現していることを、その圧力で感じることができるでしょう。

今度は、〝氣のボール〟を、両手を丸めてやさしく可愛がってみましょう。

なにもないはずの空間が、まるでゴムボールのように感じられるはずです。

最初は、まったくなにも感じない人もいるでしょう。そんなばあいは、「氣なんてあるわけないじゃん」と、心の中で打ち消してしまっているからです。

その否定的な〝気〟持ちが〝氣のボール〟の出現を妨げているのです。

## ●アニメのドラゴンボールだ！

「これは、ドラゴンボールだ！」

そう思ったかたもいるでしょう。鳥山明氏の漫画『ドラゴンボール』は、アニメにもなり、世界中に熱狂的なファンがいます。そのなかで主人公、孫悟空が両手の間に出現させるのが〝氣のボール〟すなわちドラゴンボールなのです。

このドラゴンボールの威力は、すさまじい。

メラメラ燃える炎の玉となって、相手にぶつけると見事に吹っ飛んでしまう。

そのときの気合いも「波《は》っっっ……！」だから、まさに波動エネルギー攻撃ですね。

気功で鍛える、〝氣のボール〟は、そんな奇想天外のパワーはありません。しかし、神沢氏のような気功師が実践で証明したように、荒々しい虎を眠らせることくらいは可能なのです。

アニメで描かれる気の世界が、じっさいに存在するのです。

なんとも痛快というしかありません。あなたが「氣」のトレーニングに徹すれば、神沢氏のような超能力を発揮することは不可能ではないのです。

## ●「氣」の交換トレーニング

〝氣のボール〟のように両手の間に「氣」の存在を感じるようになったら、次の段階に進みます。

手のひらと指先で、「氣」の交換を行います。いっぽうが指先なので、両手を合わせたときより感じにくいでしょう（図9上）。それでも、指先から〝なにか〟が出ていることを手のひらに感じたら、あなたの「氣」の能力は、さらに高まったといえます。

十分に、このトレーニングで、いつでも「氣」を感じることができるようになったら、次の段

**図９　■手のひらと指先で「氣」の交換、次に両手を開閉する**

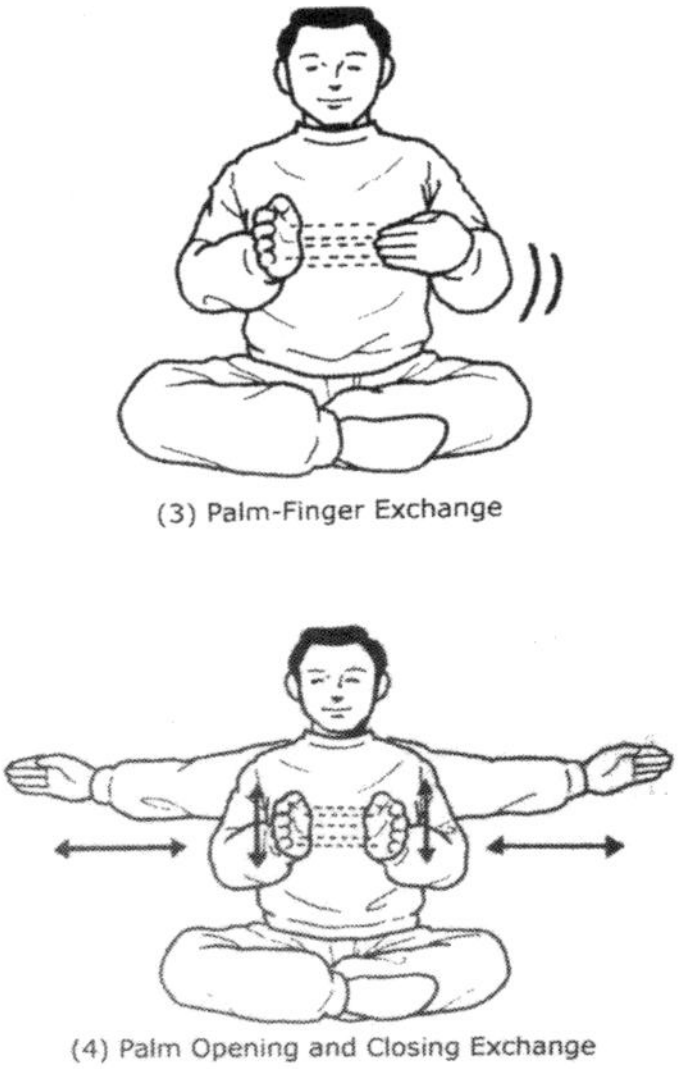


**図10　■両足の間で「氣」を交換する練習**

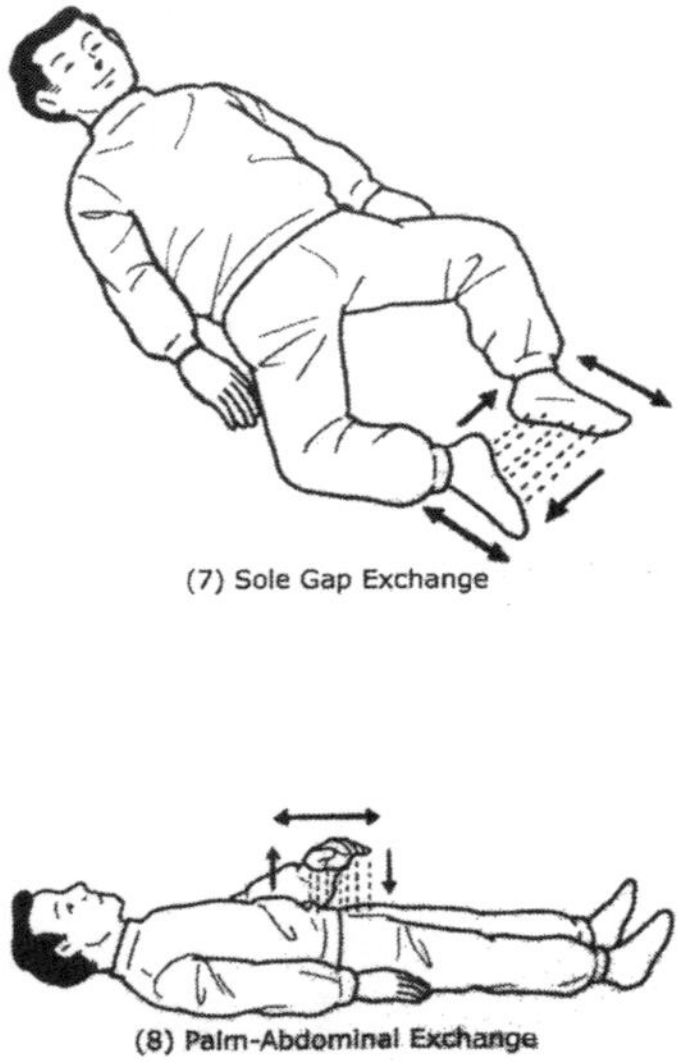


（出典：『HEALING WITH KIRYO』）

階（**図9下**）に進みます。

これは、両手を合わせた状態から、大きく左右に広げて、さらに元にもどします。

このとき、両手の間の「氣」がゴムのように伸びる感覚がすれば、それは、あなたの「氣」が相当強化されていることの証しです。

ちょうど見えないエキスパンダーを開いたり閉じたりして、トレーニングするイメージです。

また両手を上下して、「氣」の空間がついてくることを体感しましょう。

**図10上**は、両足の間で「氣」を交換する練習です。

これは、手のひらとちがって、

**図 11　呼吸法と「氣」の強化を同時に行います**

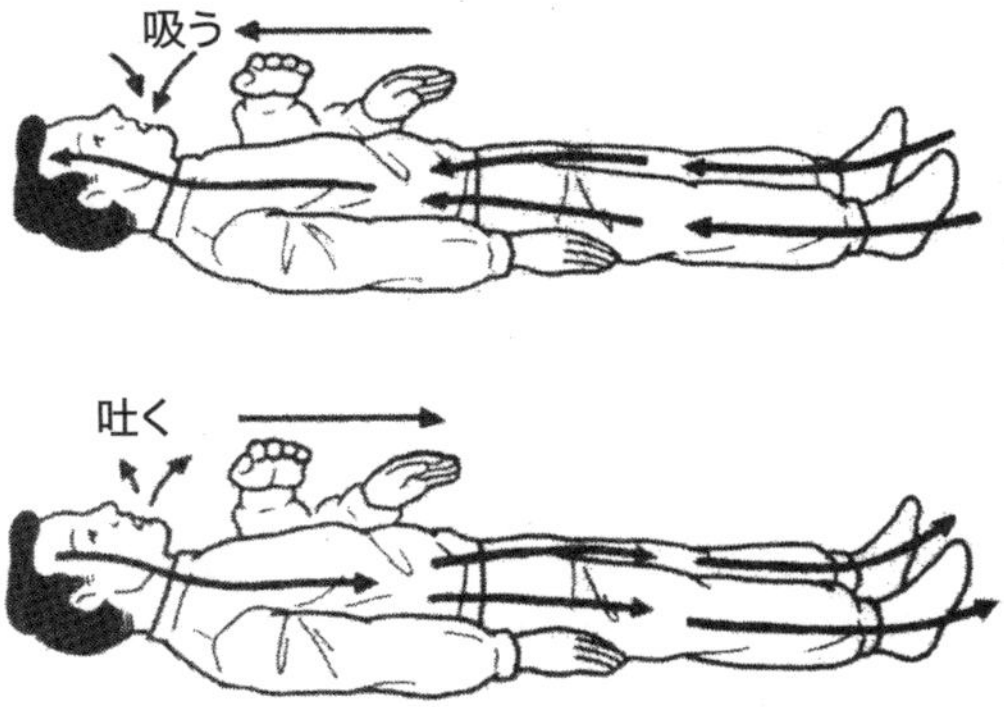


（出典：『HEALING WITH KIRYO』）

なかなかむつかしい。わたしも、両手の間に〝氣のボール〟を感じることはできるけど、こんな練習は、はじめてみました。

しかし、できない……と思うと、「氣」の作用でできないのです。

かんたん、かんたんと遊び感覚でチャレンジしてみましょう。

次に、手のひらと腹部の「氣」の交換練習です（**図10下**）。

つまりは、体のどの部分も「氣」を発散し、それを感受するようになりなさい……ということです。

あお向けに寝て、腹の上に手のひらをかざし、上下させたり水平に動かして「氣」の圧力・反発を感じるようになるまで、実行してみてください。

**図11**は、呼吸法と「氣」の強化を同時に行います。

あおむけに寝て、呼吸を吸うときに足の裏から「氣」が入って、頭に上昇していくのをイメージします。そのとき、手のひらを上方に動かして、「氣」の流れを上にみちびきます。

つぎに呼吸を吐くときは、ぎゃくに頭から足先に「氣」が流れていくのをイメージします。手の動きもそれをうながします。

初めは、まるでなにも感じないかもしれません。それでも「氣が下から上がってくる」「気が足に降りていく」と、暗示をかけながら、ゆっくり呼吸法を続けます。

そのうちに、はっきりと「氣」の流れを体感できるようになるでしょう。

図12　■超難関のトレーニング法です

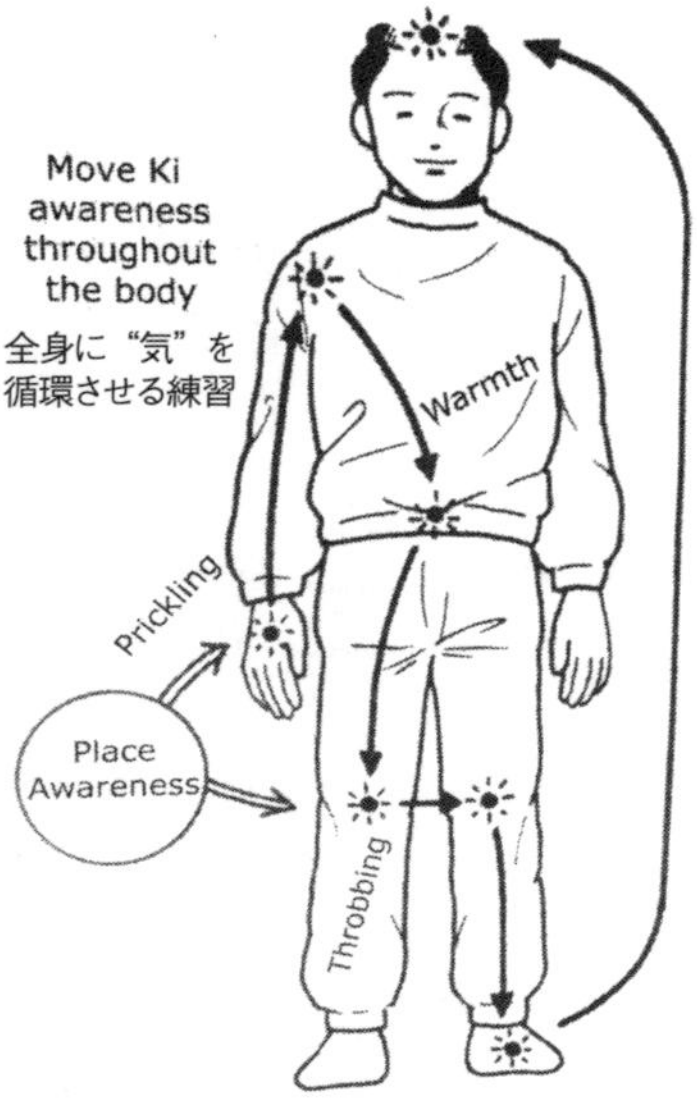


（出典：『HEALING WITH KIRYO』）

## ●若い人ほど習得は早い！

図12は、超難度のトレーニング法です。

身体の特定箇所の「氣」に意識を集中して、それを自在に身体の中を移動させる……というハイテクニック。

まず、右手の甲にチクリと刺したような感覚を実感します。そこが、「氣」のスタート地点です。

そこから、「氣」に意識を集中して右肩にまで上げ、それをお腹に下ろしていきます。そのとき、お腹に温かさを感じるはずです。さらに、右ひざに「氣」を下ろしていきます。ひざがズンズンする感じがしたら成功です。

それを、左ひざに横移動させ、左足の甲にもっていき、一気に頭の額にもって行き終点です。こう書いているわたしが、これはムリかな……と思うほど高度な練習です。

これらの技は、若いひとほど、習得は早いはずです。

楽器でも、運動でも、脳が発達する前に鍛練すれば、それに見合った脳内ソフトが形成されます。若くして、神沢氏のような気功の達人となり、人類を救う。

それも、すばらしい夢ではないでしょうか！

■問い合わせ先：気療塾学院院長　神沢瑞至
〒107-0062　東京都港区南青山6-7-5　ドミール南青山613
電話：03-5466-6841　Fax：03-5466-6754

# 第3章 「音響免疫チェア」脊髄から癒しの音が響く
## ――中国が認知症治療に正式採用

### 体の中から音楽がわき起こる!

#### ●胎児の体温を上げる〝羊水の響き〟

なんとも不思議なソファである。

一見、革張りの高級ソファ。おまけに、その前には大画面の液晶画面。これはいったい……。

発明者はそれを、〝羊水の響き〟と名づけている。

なぜ、羊水か? そのなかでは胎児の命が育まれているからだ。

「お母さんの身体のなかでは、まだ胎児は耳が発達していませんね。しかし、お母さんの心臓の鼓動は、胎児に安らぎを与えています」

にこやかに説明するのは西堀貞夫氏。八〇歳とは思えぬほど、お肌の血色がいい。

ここは東京・五反田の一画にある西堀氏の研究所。カーテンで区切られた音響ソファが五台ほ

写真 13　■なんとも不思議な音響チェアである

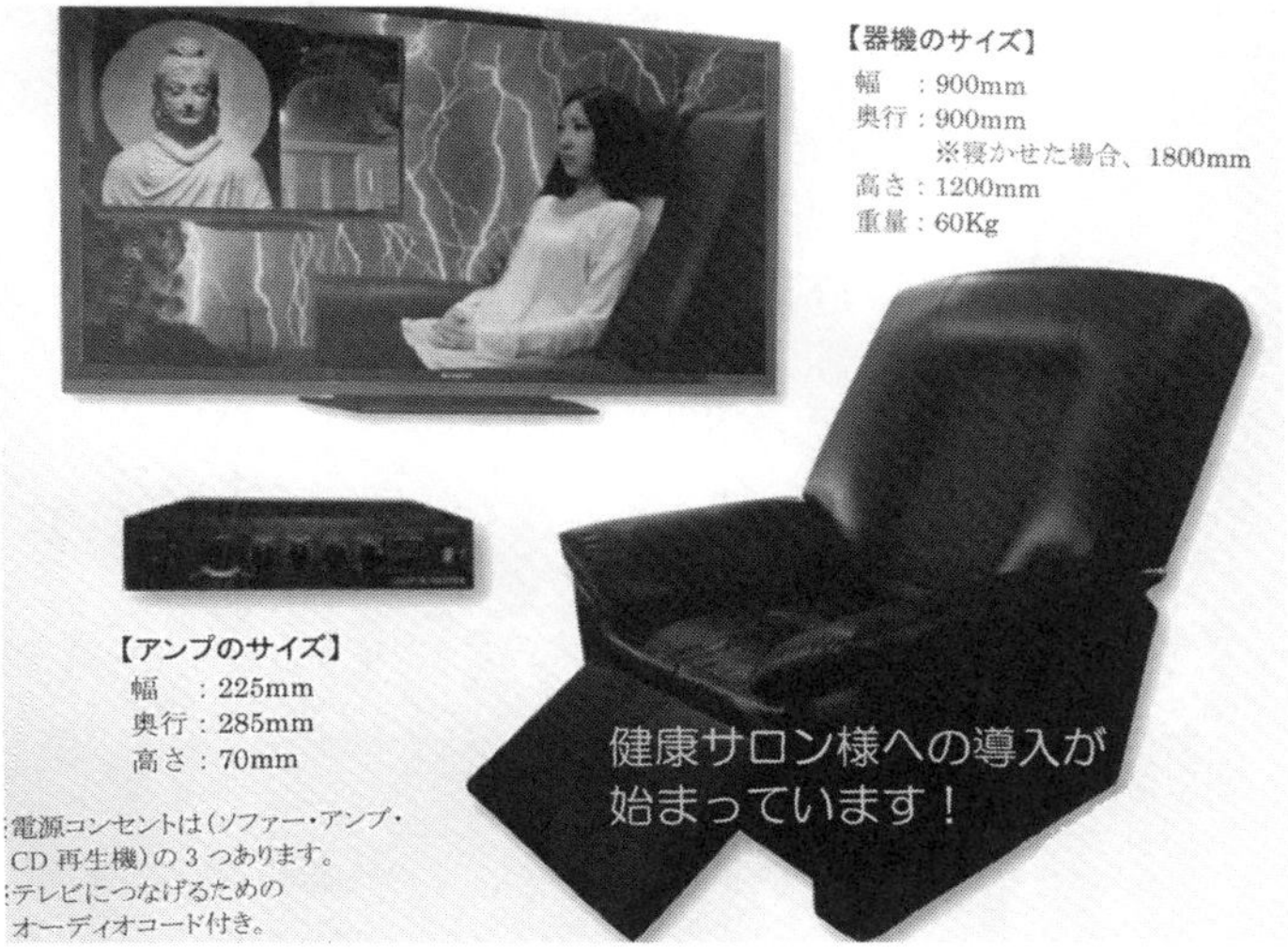
【器機のサイズ】
幅　：900mm
奥行：900mm
※寝かせた場合、1800mm
高さ：1200mm
重量：60Kg
【アンプのサイズ】
幅　：225mm
奥行：285mm
高さ：70mm
電源コンセントは（ソファー・アンプ・CD 再生機）の 3 つあります。
テレビにつなげるための
オーディオコード付き。
健康サロン様への導入が
始まっています！

ど設置されている。

彼は、笑顔で解説をつづける。

「……胎児は、どこでお母さんの心音を聞いているのでしょう？　それは脊髄で聞いているのです」

つまり、目の前の黒いソファは、母体の〝羊水の響き〟を再現したものだ、という。

「お母さんは、羊水の響きで胎児を三八℃に温め、尿で汚れた羊水を浄化、水分八〇％の赤ちゃんの細胞を育てます」（西堀氏）

彼のいう〝羊水の響き〟とは、まさに母体が発する生命波動にほかならない。

母親の体温が三六℃でも、羊水や胎児の体温は三八℃である。羊水は母体の体温より高い。それは、母体が送る波動エネルギーによる、という。

電子レンジはマイクロ波の〝振動〟で物体を温める。おなじ原理で、母親は波動つまり〝羊水の響き〟で胎児を温めている。

## ●まるで体内はコンサートホール！

「まずは、この音響チェアを体験してください」

西堀氏にすすめられるまま、スリッパを脱いでソファに横になる。

それは一見、黒革張りの安楽椅子である。肘掛けもゆったりして、背もたれも深くリクライニングしている。首回りにソフトなクッションが当てがわれる。

さらに、頭にタオルがかけられる。周囲に気を散らさないためだろう。

目の前に巨大な液晶パネルのテレビセットが置かれている。

「では、スイッチを入れますね」

女性スタッフの声と同時にテレビ画面に映像が映った。どこかギリシャ神殿のような場所での野外コンサートだ。四人組の男性コーラスが、沸き上がる拍手のなか登場した。そして、歌い始めた。

仰天した！　その天にまで届くかと思える朗々とした歌声が、背中から聞こえてくる。

いや……身体の内側からだ。テノールの甘い歌声が響き上がる。

まさに神々しいというほかない。こんな体験は、生まれて初めてである。

まるで、自分の体の中がコンサートホールになったかのようだ。目の前の歌手たちは、ステージで歌っている。しかし、その歌声はまぎれもなく、体内から響いているのだ。

## 脊髄の経脈に沿って七つのスピーカー

### 〝響きの科学〟で体温をあげる

一時間ほどの音響体験に酔ってしまった。オーディオマニアの方には、ぜひおすすめしたい。体の中から音楽が聞こえる！　これは、普通のスピーカーからは、絶対にえられない体感と興奮だ。音響マニアにとっては垂涎の装置かもしれない。

「……どうでしたか？」

目の前にのぞきこむ西堀氏の笑顔があった。

「すごいですね。体の中から、わくように聞こえてきますよ」

「それが〝羊水の響き〟なのですよ！」

えたりとばかりの笑顔。ひたいがじっとり汗ばんでいるのを感じた。体温もじっさい、上がっているようだ。「体温も上がっていますね」と女性スタッフ。

なるほど、この音響免疫チェアは、音楽などの音響波動で、子宮内の羊水と同じ環境を聴く人の体内に、再現しているわけである。

「……映画・テレビ・音楽の響きは、糖尿病・高血圧・高脂血症でドロドロに汚れた血液を、

〝響きの科学〟で、サラサラに浄化します」（『解説パンフ』より）

さらに、こうつづく。

「薬を使わず、汚れた血液を浄化する。西洋医学を超えた素晴らしい自己免疫療法です」

これで、音響免疫チェアという名前の由来がわかった。

この黒いソファは、画期的な波動療法ツールだったのだ。

## ●バイオリンの名器から発想する

椅子の背中に当たる部分に、七つのスピーカーが内蔵されている。

それは中華医学の「経脈」をつなぐ「経絡」「経穴（ツボ）」「脊髄」に、背中から音響を響かせる。その音響振動は背骨の骨髄から脳に伝わり、聴覚野を刺激するのだ。

だから、空気を媒介して耳から聴く音楽とは、根本的に異なる〝音響体験〟となる。

「急所の脊髄に響くエンターテイメント療法ですよ」

西堀氏は、笑顔で胸をはる。

「ふつうの音は、耳から聞くでしょ。それは、鼓膜の振動が聴覚神経を伝わって脳に送られる。しかし、それはたんなる〝紙の鼓膜〟の振動の響きです。それよりも深い……身体〝共鳴〟の響きを、体は求めているのですよ」

なるほど、ヒトも胎児期は、羊水のなかで、脊髄の感覚器官で音を感じていた。むろん母親の

図14　■椅子の背中に当たる部分に、７つのスピーカーが内蔵されている

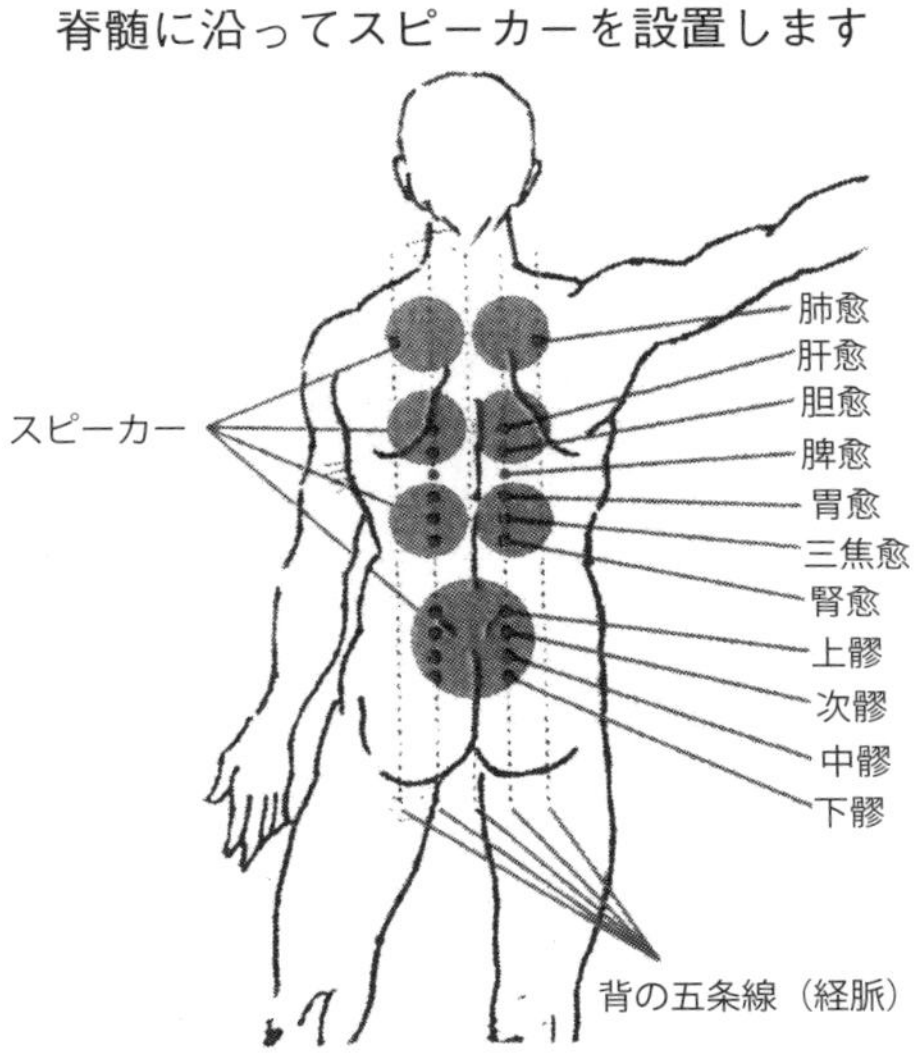


安らぎの心音も胎児は脊髄で聞いている。

音響免疫チェアは、脊髄から音が入ってくる。それは、いやでも母体内での音響体験の記憶に、無意識のうちに回帰させる。

「脊髄で音を聴かせる」

言うは易し、行うは難し。

西堀氏も音響チェア完成までに、試行錯誤の苦労を重ねた。

まず、〝羊水の響き〟の再現には、従来の家具に使われる素材はまったく使えない。なぜなら、音響チェアじたいが〝楽器〟となるからである。

彼の頭に浮かんだのが、バイオリンの名器ストラディバリウス。それは、天然ニカワなどすべて自然素材でできている。

だから、深く感動的な音色を奏でるこ

とができるのだ。

## ●音響チェアは横波、音は弱い縦波

「脊髄に〝聴かせる〟音響免疫チェアは、〝波〟がちがうんです！」

西堀氏は、自信をこめてうなずく。

「それは〝横波〟です。ふつうの音は〝縦波〟です。まったくちがう」

解説によれば、〝横波〟とは水など液体の伝える「生きた音」という。

「たとえば、弦の響きは、水の伝える波状の〝横波〟です。胎児期の私たちは母親の母体音の羊水の伝える、生命の『生きている』水の波紋の響きを脊髄で感じていました。水の伝えるウェーブ（波紋）の響きは、身体の水分も共鳴し、身体を温めることができます」（西堀氏）

これにたいして、空気の伝えるスピーカー音は〝縦波〟だ。これが水の〝横波〟と決定的に異なる。

「空気の密度の高い部分と低い部分を伝わり、縦波の衝撃波として、鼓膜に響かせます。空気の伝える音は、波動エネルギーの少ないいわば〝死んだ音〟。空気の伝える縦波は、体を温めることができないからです」（同）

死んだ音かどうかはさておき、水の横波のほうが強いパワーがあることは、だれでもわかる。

# 赤血球と血管の摩擦で体温が上がる

## ●赤血球と血管の摩擦熱を高める

体内に音響刺激（羊水の響き）を与えると、心臓へも伝わり、心臓の鼓動、血管の脈動とも同調するという。

「鼓動を高め、運動効果で、血流をよくし、血液と血管の〃摩擦熱〃で、ドロドロの血液を温めサラサラにし、血流を良くする」（同パンフ）。

ここでいう「〃摩擦熱〃で血液を温める」とは、どういうことだろう？

西堀氏によれば、次のメカニズムにより、血液は温められ、体温は上昇するという。

血管全体の九五％を占める末梢血管は地球を一回り以上するほどの長さだ。その太さは五〜一〇ミクロン。これにたいして赤血球は七〜八ミクロン。つまり、赤血球より細い毛細血管がほとんどなのだ。そんな狭い血管を通り抜けるとき、赤血球は平たいモチのように、体を二つに折って通過するのである。

なるほど、このとき血管壁と赤血球は、擦《こす》れて熱を発生するはずだ。

## ●赤血球（鉄）は〝磁石〟である

「つまりは磁石なんです」

　机に相対した西堀氏は、身ぶりで説明する。

「……赤血球のヘモグロビンは鉄を含みますね。血液は強磁性の鉄イオンを含みます。つまりは磁性体です」

　なるほど、つまり血液は外部の磁場の影響を受けて、磁性（磁力）を帯びる。

「血をなめると、鉄の匂いと味がしますね。鉄分を含む血液は、釘と同じように錆びるのです。西洋医学は、血液（強磁性鉄イオン）の酸化作用でサビをまねく薬投与の危険性を、まったく研究していませんよ」

　生体は、酸化で病気になり老化する。それは抗齢学（アンチエイジング）のイロハである。医薬品は、体内で活性酸素（フリーラジカル）を発生させ、体質を酸性体質（アシドーシス）に傾ける。それが、血液の酸化を引き起こす。それを西堀氏は批判しているのだ。

「……音響チェアで血流促進すると、赤血球と血管との摩擦熱で磁気が高まります。ドロドロの血液をサラサラにして、生体磁石作用で黒鉄（二価鉄）に変え、血液の磁気を高めます。これに対して、血液の酸化作用で発生した赤錆（三価鉄）は、血液をボロボロにします」（西堀氏）

## 「チャクラ」「経絡」「ツボ」に音響刺激

### ●釘、接着剤は不使用、ニカワで接着

ソファの構造体は、すべて天然木である。クッションもポリウレタンなどは使えない。それより、生体に近く、音響を自然に受け止め、伝達する素材を徹底的に模索した。しかし、いくら探しても、そんな素材は存在しない。そこで、まず、彼はみずから開発に没頭した。こうして完成したのが、「中空ストロファイバー網構造体」だ。

柔らかい表面の密度を高め、複雑な三次元構造で、中は空洞となっている。そのチューブがパイプオルガンの管のような働きをして、自然な音を被験者の背中に伝達する。

「生体にかぎりなく近づける。そのためには、他の素材ではダメです」（西堀氏）

つぎに、磁石・コイル・電動板で音を発生させるスピーカーの響きを、構造体の天然木の振動で生じさせる。さらに、三次元網構造体ストロファイバーを響かせる。

「……素材ランバーコアは板鳴りの振動で磁気エネルギーを発生させます。こうして、身体共鳴の響きを被験者の背中から脊髄に聴かせ、感動を高める音響システムの開発に成功したのです」（同）

音響チェアには、金属のクギ、ネジは一本も使われていない。

さらに、合成接着剤などもいっさい不使用だ。素材は徹底的に天然にこだわった。

「……バイオリンの逸品ストラディバリウスは、木材の接着に、動物の骨から溶出したニカワで接着しています。木材と箱鳴りと弦の響きを、極限まで高めるためです。そんな名器の弓を弾くと、弦の響きの摩擦熱で板鳴りし、木材を鳴り響かせる。〝羊水の響き〟を生きたニカワの板鳴りの響きで再現したのです」（西堀氏）

## ●中華医学「経脈」「ツボ」に着目

「バイオリンの弦」「パイプオルガンの共鳴管」「光ファイバーの脈動」が生み出す音響は、バイオリンの弦の響きそのもの。その音響による波紋の横波で、〝羊水の響き〟の再現に成功した。それは胎児のように骨伝導で聴覚野に直接伝わり、さらに、身体共鳴現象で全身に〝響かせ〟〝聴かせる〟のである。

音響免疫のヒントになったのが東洋医学だ。中華医学の治療効果の高い脊髄・経脈・ツボに〝羊水の響き〟を聴かせる。ツボへの直接の音響刺激は鍼灸治療と同じ効果をもたらすだろう。ツボ（経穴）は、「氣」エネルギーの入口でもあるからだ。

さらに、背骨に沿ってチャクラが存在する。これは、身体と宇宙の氣エネルギー（プラナ）の中継ポイントとみなされている。「経絡」が一般道路とすれば、「チャクラ」は中央高速道路である。音響チェアの音響刺激は、鍼灸の「氣」刺激をともなって、全身をめぐるようだ。その「氣」

## 図 15　■チャクラの場所と色＆音声

七つのチャクラは、それぞれ色や音声に連動しており、活性化したときにもたらされる効果もそれぞれ異なります。全倍音を聴きながら、色のイメージや音声を使うと、チャクラ活性の効果がいっそう高まります。

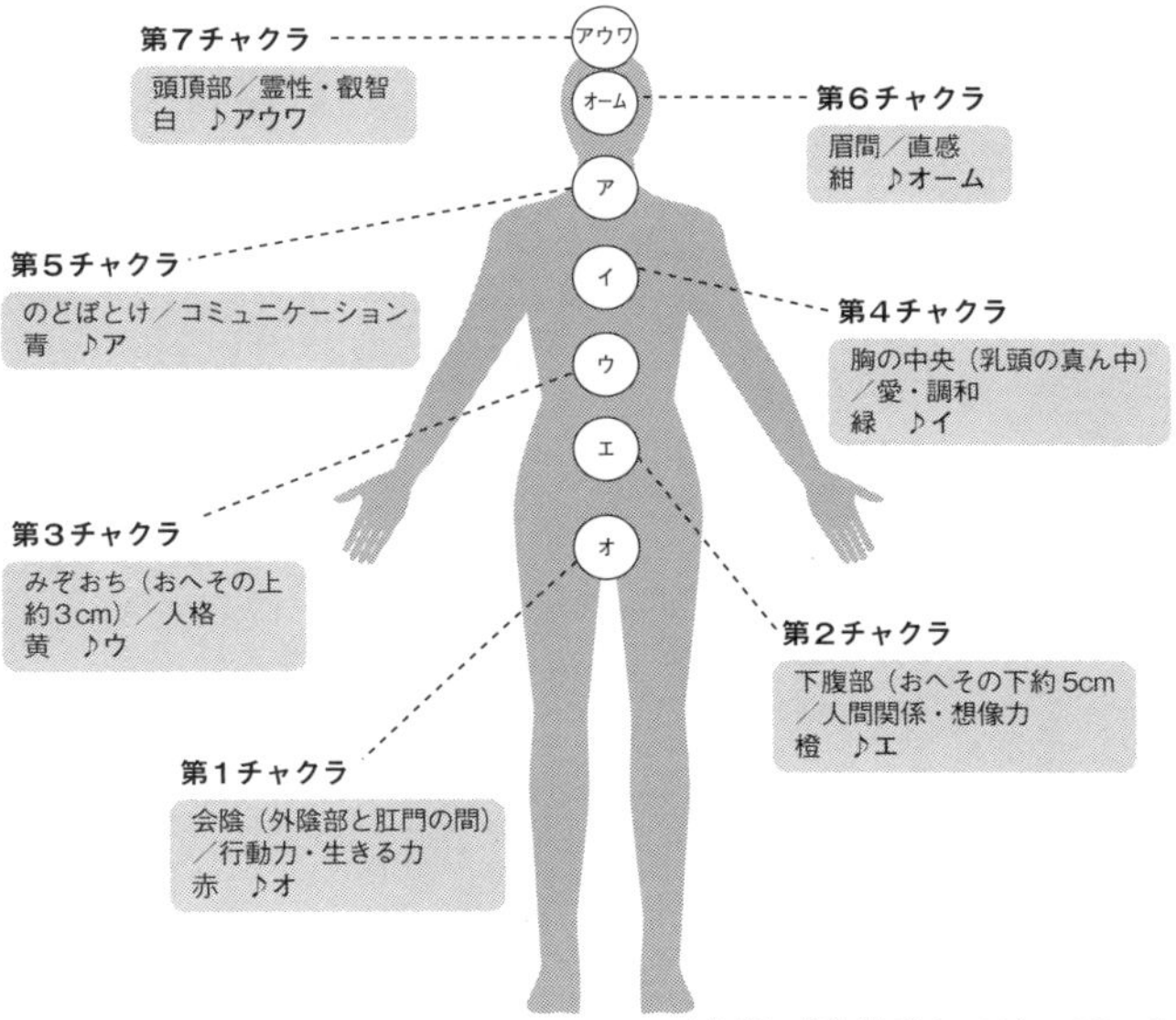


（参照：『全倍音セラピー CD ブック』）

治療効果もあいまって、胎児のように体温を三八℃に温め、血液を浄化するのだろう。

「西洋医学医を超えたのです。〝羊水の響き〟そして〝ゼロ磁場〟の快挙です」「……ストラディバリウスの響きを応用した振動板を激しく震わせる網構造体と、〝板鳴り〟の激しい響きは『摩擦』『波動』『震動』『音圧』を生み、地球の地磁気、ゼロ磁場の磁気エネルギーが発生します。音響ルームでは、ゼロ磁場の〝渦〟が確認できます。そこでは、体温が三八℃に上昇する神秘的な現象が体験できます」（西堀氏）

## ゼロ磁場は地球磁場を超える〝生命磁場〟だ

### ●研究室にミクロ・パワースポット

ここで、「ゼロ磁場」という聞き慣れない言葉が飛び出してきた。

「地球上のパワースポットは、みんなゼロ磁場なんです！」

西堀氏は、興奮気味に語り始める。

「宇宙も地球も人間も、〝磁石〟なんですよ！」

話が突然、宇宙にぶっとんで、こちらも困惑する。

「宇宙も地球も〝磁場〟に満たされているんです。地球も『北極のN・南極のS』の巨大な磁場でしょ！　だから、コンパスの針は南北を指す」

彼は研究所の机の上に並べた数多くのコンパスを示す。

「どれも南北を向いていますが、こちらをごらんなさい」

机の隅に置かれた複数のコンパスは方角がバラバラだ（**写真16右**）。

「これが、ゼロ磁場なんです！」

彼は、勝ちほこったように語る。

「地球の磁場の力を打ち消す〝磁場〟が、ここには存在するのです」

写真16　■人間も磁石になる。コンパスの方角はバラバラ

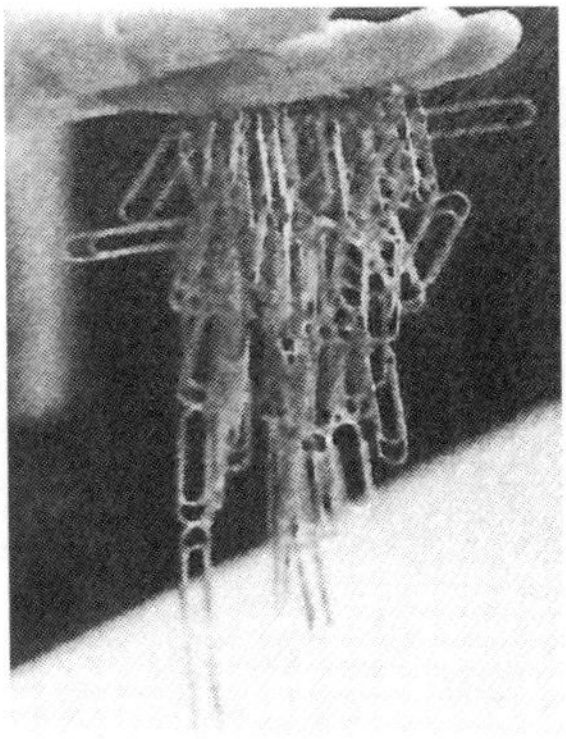

人間の生体磁石

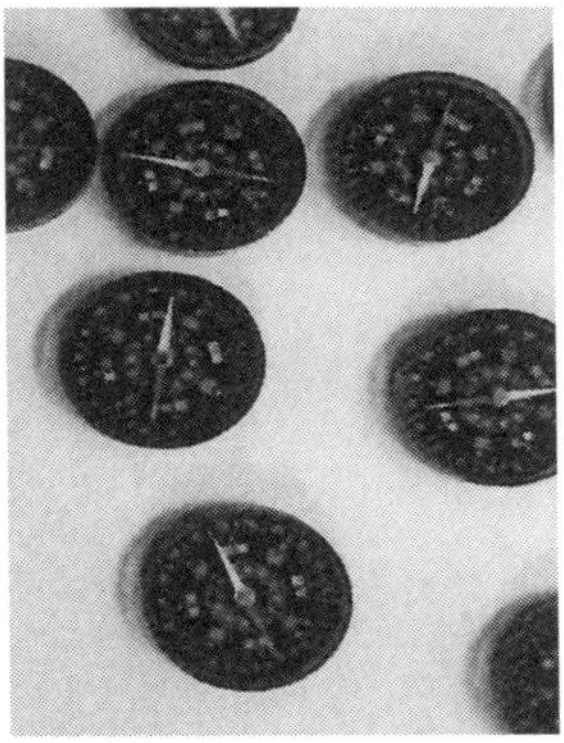

Ｎ極Ｓ極を示さないゼロ磁場

つまり、研究所の中に、ミクロのパワースポットが出現している？

「そのとおりです。音響チェアが発する波動エネルギーによるものです」

さらに彼は、ゼロ磁場にいると人間の〝磁力〟も強まる、という。

突然、目の前に机の上に多数のクリップを並べる。

「人間も磁性体（生体磁石）です。だから、意識を集中すると鉄製のクリップがくっつきます」（図16左）

一つのクリップを渡され、意識を集中して他のクリップに近づける。くっついた！　持ち上がる！「けっこう、生命力が強いですね」と、西堀氏も満足げ。

意識を集中すると、くっつくクリップの数が増える。つまり、〝意識〟も生体磁場（ゼロ磁場）を強めるのだ。

## 文明はゼロ磁場の地帯に沿って生まれた

### ●イエスの奇跡は磁気エネルギー

「古代文明は、地球の帯状に連なるパワースポットに発達しているのです」

話は、今度は宇宙から古代に飛ぶ。

「イエス・キリストは、ゼロ磁場のエルサレムで手当てをほどこしたでしょう」

今度はキリストが出てきた！

「イエスがほどこしたのは、超能力・テレパシーによる磁気を応用しています。それは究極の磁気エネルギー療法なのです」

彼の解説によれば――。

「……ゼロ磁場の聖地エルサレムは、人類を誕生させた『グレートリフトバレー』（大地溝帯）の強いゼロ磁場の断層にあります」

ナルホド、ナイル河沿岸のエジプト文明が発達したのは、まさにこの大地溝帯沿いだ。

「……エルサレムは、キリスト教、イスラム教、ユダヤ教が生まれました。イエスがゼロ磁場の聖地でほどこした手当ては、気功と同じです。超能力、テレパシーの磁気を応用したものです。つまり磁気エネルギーの最先端療法なのです。わたしは、この事実を中国の医学や気功、さらに

図 17　■エジプト文明が発達したのは、まさに大地溝帯沿いだ

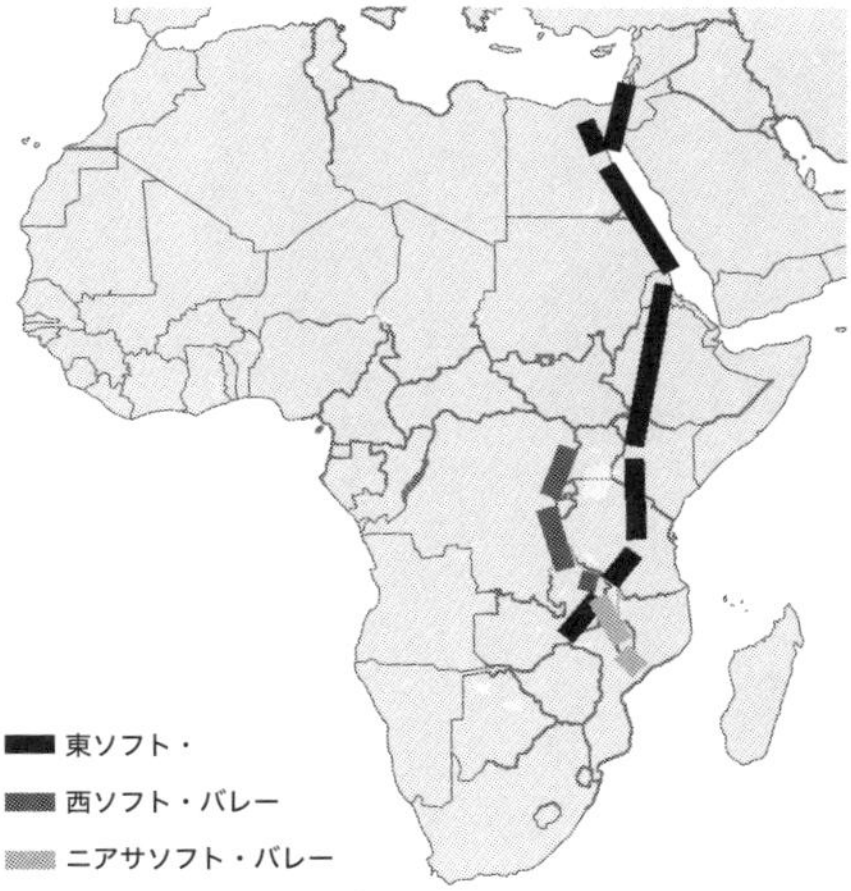


ゼロ磁場の聖地エルサレムは人類を誕生させたグレートリフトバレー
（大地溝帯）磁気の強いゼロ磁場の断層地帯にあります

氣エネルギーを研究する過程で解明したのです」

## ●双方の共鳴でゼロ磁場が生まれる

「日本列島のパワースポットも中央構造線に沿って存在します。この断層帯の地磁気は強く、ゼロ磁場なのです。そこに、伊勢神宮はじめ数多くの神社が祀られている。これは偶然ではありません」

　磁気から古代文明を論じた論客は、おそらく西堀氏が初めてだろう。

　思わず、話にのめりこむ。

「……イエスがゼロ磁場でほどこした〝手当て〟は、磁力、気力、体温を高めます。それは、磁気エネルギーを受け手に響かせる。相手を思う気持ちに、相手が信頼する。すると、お互いの磁気を共鳴し合う。この

とき、二人の間にゼロ磁場が生まれます。そのとき、素晴らしい効果（奇跡）が現れます。イエスは、心が共鳴しない人には手当てを行っていません」

なるほど……これは波動医療の大原則だろう。

疑心暗鬼、反発不信の人に波動治療をほどこしても、ぎゃくの波動で打ち消されてしまう。

邪念、邪心の人は、なにごとも受け付けない。だから共鳴しようがない。

仏教でいう「縁なき衆生《しゅじょう》は、度しがたし」も、同じである。

## ●十字架コンパスの謎と神秘

さて――。西堀氏は、キリストのほどこした治療と、彼の音響チェアの原理は同じ、という。

「……キリストのほどこした手当ては、血液に含む鉄イオン（強磁性）の磁気を高め、磁力で血行をよくし、心と体を温め幸せに導きました」

音響免疫チェアも、磁力で血液の磁性、血行を高め、心と体を温めている。

「これを見てください！」

西堀氏は興奮気味に、机上のコンパスを指し示す。それは、ゼロ磁場のパワースポットに置かれ

図18　■コンパスに「十字架現象」が現れた！

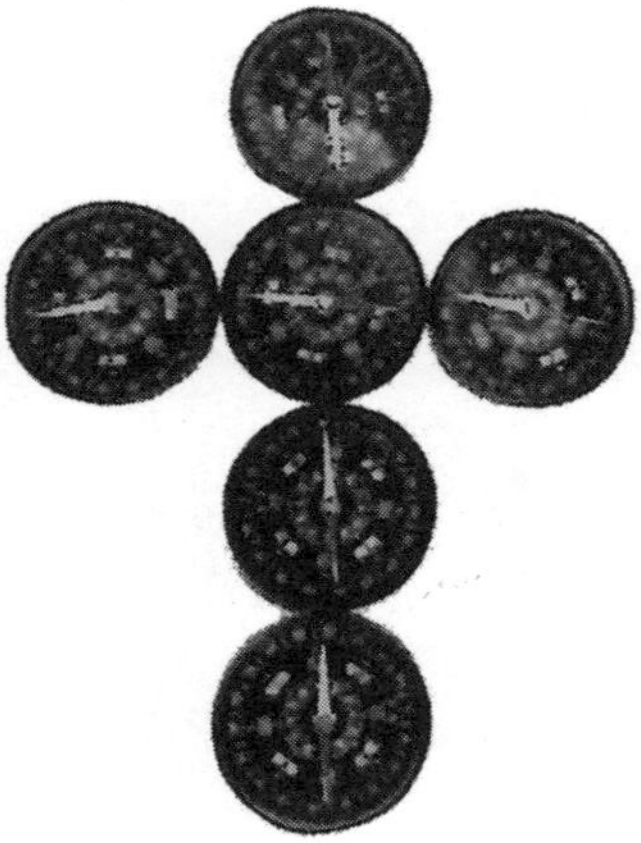

たもの。なんと、コンパスの針が十字架を形成している！

不思議だ。十字架は、キリスト教の象徴（イコン）である。十字架はイエスの受難の象徴といわれてきた。それが、ゼロ磁場に出現した。これは、はたして偶然なのか？

## 諸行無常《しょぎょうむじょう》、鐘の音こそ究極の「波動療法」

### ●鐘だ！　天啓がひらめいた

「船瀬さん！　諸行無常ですヨッ」

ひさしぶりにお会いした西堀氏が、いつになく興奮している。

「わかりました。音楽より鐘の音ですよ」

頭の良い彼は、音響チェアをエンターテイメント機器として位置付けてきた。医療機器には、認可にいたるまで様々な法律絡みの規制がある。そこで、割り切って娯楽商品という名目で発表した。顧客にはＣＤやＤＶＤの音と映像を体感させてきたのだ。私が観せていただいた男性コーラスなどは、その一環だった。

ハリウッドＳＦ映画『パシフィック・リム』を丸々一本観せられたこともある。

これはこれで、大変な迫力の体感と感動だった。

テーマパークの映像シアターなどに設置すれば、大変な集客になること、まちがいなし。

とはいえ、その本質は音響医療機器だ。

しかし、一般に医療効果をうたって販売することはできない。

そこで、西堀氏は音響免疫療法患者の会、さらに、音響免疫療法学会と二つのＮＧＯ組織を立ち上げた。これら会員に普及することは、なんら問題はない。

これまで音響免疫チェアで流す映像・音響ソフトは、一般のＣＤなどの音源に頼っていた。

そこに、天啓がひらめいた。それが、――諸行無常――というわけである。

「諸行無常の鐘の音ですよ！　これで決まりです」

満面の笑顔を輝かす。八〇歳とは思えない、少年の顔だ。

一つの道に熱中する人は、こういう顔になるのか……。

## ●煩悩《ぼんのう》去る東大寺の鐘の響き

彼は、日本中の名刹《めいさつ》、寺院の梵鐘《ぼんしょう》の音を探しまくった。

そして、到達したのが東大寺の梵鐘であった。その重さ、ナント八一トン！

鳴らすときは、僧侶はほとんど体が水平になるほど勢いを付けて撞《つ》く。

さっそく音響チェアで、梵鐘の響きを聴かせていただく。なるほど、厳《おごそ》かな宗教音楽の合間に、ゴォーンと東大寺の巨大鐘の響きが背骨の芯から響いてくる。

まさに、宗教は最大の生命の癒しであったことを、あらためて体感する。

写真19　■古来チベットに伝わるチベタン・ボウルも高く評価

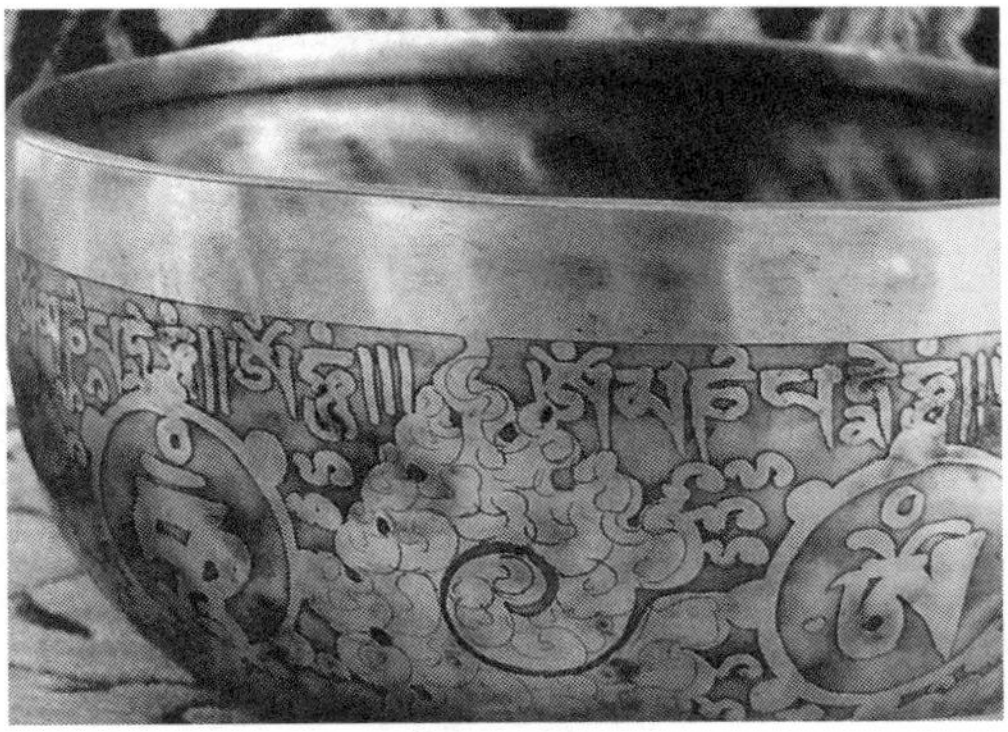

鐘の音は、一〇八の煩悩を取り去る……と古来伝えられる。脊髄で、力強い梵鐘の響きを受けとめていると、あたかも自分が巨大な鐘の内側にいるかのような錯覚を覚えてしまう。

彼は、古来チベット仏教に伝わるチベタン・ボウルも高く評価する。

「急所の脊髄に鳴り響くチベタン・ボウルは、頭がい骨をゆるめます。その響きはモルヒネなどより、脳内麻薬の麻酔覚醒作用で、心と体を幸せにするのです」

チベタン・ボウルは、いまやシンギング・ボウルとして大流行の兆しをみせている。

「脊髄から頭がい骨に響く『お寺の鐘』『シンギング・ボウル』の諸行無常の激しい鐘の響きは、脳血液・脳細胞を若返らせ、認知症を治します」（西堀氏）

## ●音響療法で認知症もガンも治る

これにたいし、高血圧症の降圧剤、糖尿病の血糖降下

図 20　■音響チェアで血行改善、体温上昇、さらに NK 細胞増加

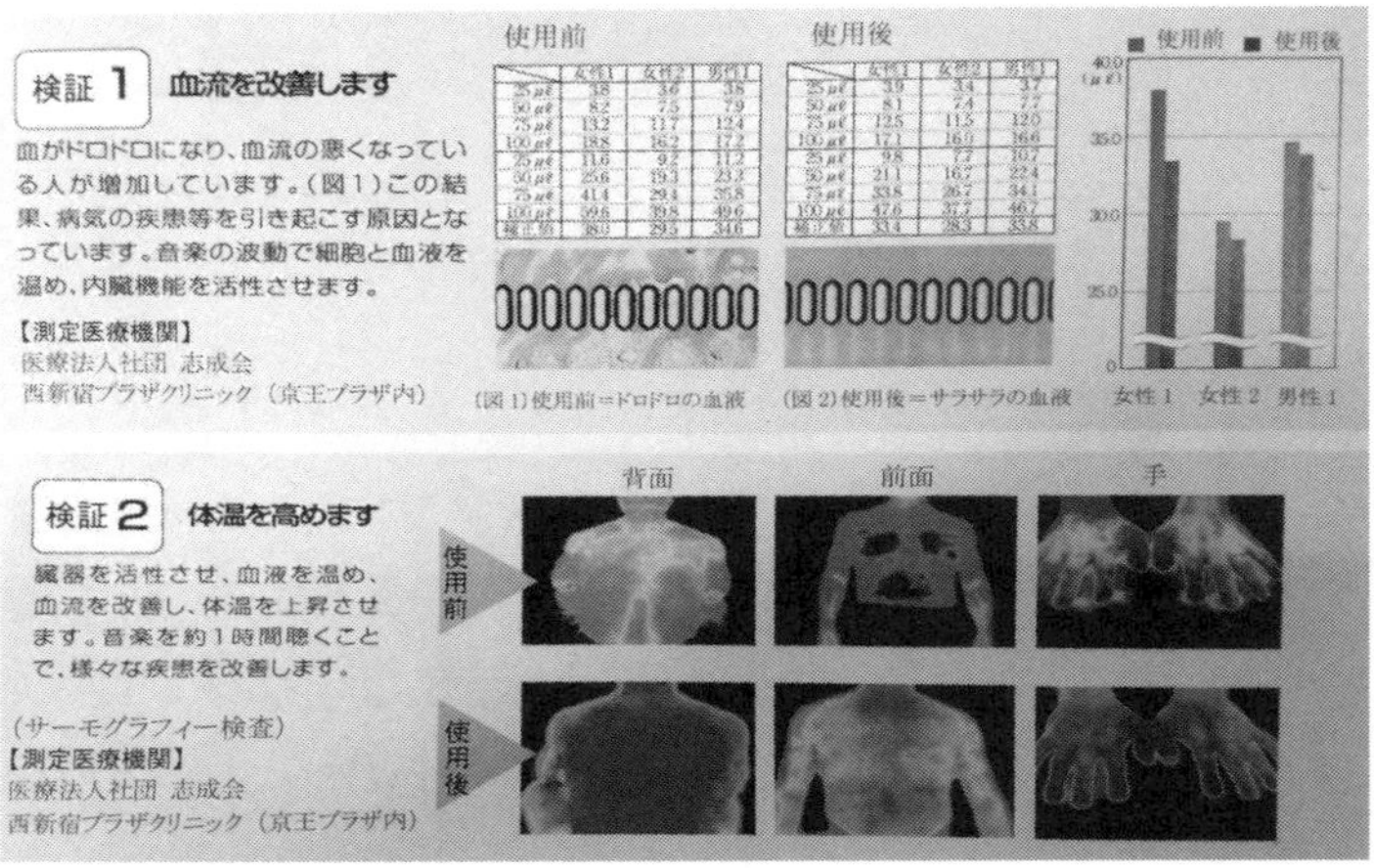


剤治療を、彼は厳しく批判する。

「これらの薬は、血液を汚し、脳への血圧を下げるため、脳細胞が劣化し、認知症を発症させるのです」

なぜ、そこまで断言できるのか？

「認知症は、脳への血流不足と脳細胞の磁気のサビです。音響チェアでサビを取り除くと、脳は若返ります」

その理由は脳の磁気共鳴作用が高まるからだ。

「超能力やテレパシーも、じつはこの脳の磁気共鳴によるもの。だから、このチェアで共鳴作用を高めると、脳が活性化し若返るのです」

――それではガンも治りますね？

「当然です。ガン治療は一にも二にも、体温を上げること。体温が上がるほど、ガン細胞は弱り、免疫力は上がります。音響チェアに一時間座るだけで、体温が二℃も上がる方が何人もいます。こ

れは、音響効果により代謝が内部から活性化したことの証しです。音響チェアに座って、〝羊水の響き〟で体温を上げるだけでいい。抗ガン剤は『元気な細胞』と『ガン細胞』をいっしょに殺しています。今のガン治療は、根本から狂っていますよ」

さらに、彼は脳梗塞、腎不全、白内障・緑内障で悩んでいる人々にも呼びかける。

「音響チェアに座り、波動の響きで血流を活性化する。そうすれば、いやでも回復に向かいます。人工透析をされている患者の皆さん、血管と血液を若がえらせ、元気で長生きの体質にしますよ」

**図20**は、患者の血行改善、体温上昇の証拠である。

さらに、ガンと戦う免疫細胞ＮＫ細胞も、使用前後では約一〇～二〇％向上している。

## 中国は、現代医療に見切りをつけた！

### ●製造元は中国人民解放軍

「音響免疫チェアは、どこで作っていると思いますか？」

西堀氏が訊いてきた。私が首をひねっていると……。

「中国人民解放軍です」

これには絶句した。さらに彼は続ける。

「習近平も、使っています」

さらに絶句である。約一五億の中国人民のトップに立つ指導者が、音響チェアを愛用している！　聞けば、西堀氏は中国共産党や習近平夫人に強いパイプがある、という。

さすがに中国も、普通の日本人に、ここまで深く対応、支援することはありえない。

西堀氏は、ただの八〇歳ではない。東大医学部からハーバード大に留学したという天才肌。肩書きはアイン興産代表取締役。彼は発明王としても知られる。高速道路の衝撃吸収材やスマホなどの液晶画面、廃材を再利用するプラウッド、人工皮革、太陽光発電、光ファイバー、光触媒……など、特許出願件数は一二〇〇件以上！

その彼が人生最後のライフワークとして発明したのが、音響免疫チェアなのである。

共同開発組織の名前がすごい。中華人民共和国の解放軍総医院、北京大学……など、中国政府の主要機関が、ズラリ名を連ねている。

## ●音響チェアに中国政府、全面支援

「習近平は、ハッキリ現代医学に見切りをつけました」

西堀氏は、断言した。現代の西洋医学の惨状を見れば当然だろう。

中国は西洋医学の現状を注視しつづけ、そして、見限ったのだ。

ガン治療の惨憺たる失敗と地獄を見れば、怖気《おぞけ》が走るのもあたりまえだ。

おまけに、中国は漢方の母国だ。現在でも中国人民は、医療を受けるとき、西洋医学が中国医療（中医）かの二つから選択できるという。

一九世紀から世界の医療を支配してきた魔王ロックフェラーですら、西洋医学のクスリはいっさい飲まず、医者を近付けなかった。身近においたのは、自然医療師ホメオパスだけだったのだ。

これら暗黒の惨状を見つづけてきた習近平たちが、西洋医学に見切りを付けたのも当然だ。

そして、彼らが熱く着目しているのが波動医学だという。

とりわけ、西堀氏の音響免疫チェアには熱い注目をよせている。

人民解放軍が製造を一手にひきうけ中国政府機関が全面支援しているのが、そのあらわれだ。

「……世界の医療は、大きく変わり始めましたね」

八〇歳は、青年のように眼を輝かせ、力強くうなずく……。

■問い合わせ：音響免疫療法学会
〒１４１-００３１　東京都品川区西五反田２-31-４　ＫＫビル３Ｆ
電話：０３-５４８７-０５５５　ＦＡＸ：０３-５４８７-０５０５
■資料請求：販売代理店「効目組」
電話：０７０-５０１５-００８６

# 第4章　「心音治療」母親の心臓の音で治る！

## ――母の命のリズムは、わが子のリズム

### お母さんの〝心臓の音〟はこんなに凄い！

#### ●一冊の本との出会いから……

「子育てが楽しくて、仕方なくなる」

わが子に「心音治療」をおこなった、お母さんたちの感想です。

「わたしって、すごいんですね！　わたしの〝心臓の音〟に、こんなに凄い力があるなんて……」

「心音治療」といっても、初めて耳にするひとがほとんどでしょう。

お医者さん、さらに小児科医でも、初めて聞いた、と首をかしげるひとばかりだと思います。

わたしの前著『未来を救う「波動医学」』（共栄書房）でそのあらましを説明しましたが、ここでは、さらに詳しく紹介したいと思います。

なぜなら、今の日本の子どもたちをめぐる状況が、あまりにひどすぎるからです。

わたしが「心音治療」を知ったのは、一冊の著書が送られてきたことがはじまりです。

それは『心音治療って何？』（熊本出版文化会館）。

著者は、熊本市内で小児科医院「三角《みかど》クリニック」を営む三角泰爾医師。彼は、わたしと同じ一九五〇年生まれ。そこには、次の便りが添えられていました。

……前略　熊本の地は、やっと春らしくポカポカ陽気になってきました。以前、熊本の八代で一度お会いしたことがあります。このたび、小児科の治療を一変させる「心音治療」を開発しました。拙著送ります。船瀬俊介様
平成一九年三月二三日　三角泰爾

この著書の発刊が二〇〇七年三月。発刊と同時に贈呈してくださったのです。

## ●七歳までを〝神童〟と名づく

本の帯にある次の文章に、引きよせられました。

……ほんらい、子どもの病気は治りやすい。

このことを中国の古い道書では、次のように記《しる》している。

「小児七歳までを〝神童〟と名づく。神これを守る」

「心音治療」を通じて、この事実をより多くの人たち、とくに子を持つ母親に知ってもらいたい。

母親が、子どもにとって、いかに偉大な存在であるかを、また凄い力をうちに秘めているかを——。


「小児七歳までを〝神童〟」とは……。なんと、素晴らしいことばでしょう。

そして「神がこれを守る」というのです。ここでいう神とは、宇宙の理《ことわり》であることはいうまでもありません。わかりやすくいえば、自然治癒力です。

あの医聖ヒポクラテスが、「一〇〇人の名医」と称《たた》えた宇宙の法理です。

医聖は、現世の医者は……この一〇〇人の名医を妨げてはならない……と、きびしく厳命しています。さらに、……自然に近づけば、病気から遠ざかる……とも、いましめています。

中国古典の道書も、医聖も、まったく同じことをいっているのです。

# なぜ、広まらない？　なぜ、知られない？

## ●おそらく世界初の画期的治療法

さて――。「心音治療」とは、いったいどんな治療法なのでしょう？

「**子どもの病気は、お母さんの心臓の音で治る**」（同書）

この一言が、すべてを物語っています。

「薬を使用せず、痛くもなく、副作用もない。ただ、お母さんの心臓の音を、電気信号に変えて、子どもの体に聞かせるだけで治療する、驚異の心音治療」（同）

あまりにカンタンすぎて、あっけないほどです。

「そんなことで治るの？」

腕組みしているお医者さんの顔が眼にうかびます。

三角医師が、この画期的な治療法を開発したのは二〇〇七年です。ここから一一年以上の月日が流れていますが、三角医師以外に、「心音治療」を実施しているという話は耳にしません。

おそらく、赤ちゃんや幼児に、お母さんの心臓の鼓動の音を聞かせて治療する――という治療法は、世界初と思われます。かんがえてみたら、医学界にとって、革命的な治療法なのです。

しかし、それが黙殺されたまま現在にいたっている。不思議です。奇妙です。

新聞やテレビで、もっと積極的にとりあげられてもいいはずです。

でも、メディアがとりあげた気配もない……。

## ●メディアは真実を言えない書けない

その理由も、すぐにわかりました。「この治療法はクスリを使いません」。

これが、マスコミが紹介しづらい最大のポイントです。

いうまでもなく、製薬会社は新聞、テレビの大広告主です。

わたしは、広告料の正体はたんなる〝口止め料〟であることも、はっきり知っています。

クスリを使わない治療法をテレビでとりあげたら、プロデューサーはクビになりかねません。

スポンサーの製薬メーカーが、だまっていないからです。

新聞の記者諸兄もだらしない。わたしには百人近い記者の知人、友人がいました。

かれらの口グセは「ほんとうのことは書けないんだよ……」。

つまり、全国の新聞読者は、「ほんとうのことを書いていない」新聞を毎月、おカネを払って定期購読しているわけです。

だから、わたしは決心したのです。

微力とはいえ、この世界初（と思われる）「心音治療」を、広めるお役にたとう！

## ●生命不在の医学に矛盾を感じる

「母親の心臓の音を聴かせて、子どもの病気を治す」。

このユニークな治療法を考案した三角医師とは、いったい、どんなかたでしょう？

一九五〇年：大分県生まれ。

一九七七年：山口大学医学部卒、東京女子医大・整形外科入局。

一九八一年：生命不在の現代医学に矛盾を感じ、生命系と現象系を交流させる趣旨で「天然医学」主宰。

一九八六年：人体のツボに「音」を通電する「ＮＥＯ鍼法・ＮＡＭ」開発に着手。

一九九六年：熊本県に「三角クリニック」開設。

一九九七年：『船井幸雄と本物の医師たち』（ビジネス社）に、「本物の医師」として取り上げられ、全国的に紹介される。

一九九八年：鍼灸専門誌『月刊　医道の日本』に「母親の心音を使った子供の治療」を発表。

二〇〇六年：「音」による癒し「ＮＥＯ鍼法・ＮＡＭ」を、二〇年の歳月をかけて確立する。

二〇〇七年：「心音装置」（mama heartone 922）を開発。

著書に『気の論理学』（ビジネス社）、『ACUPUNCTURE ENHANCED』（イギリスのミネルバ社より刊行）、その他多数。

この経歴からも、真面目で、真摯《しんし》で、探求心に満ちた人柄がしのばれます。

若きころ、東京女子医大の医局に入ってからの苦労は、並大抵ではなかったはずです。

なにしろ医大医局は、指導教授がシロといったら、黒いものでもシロになる……というほど、上意下達の支配社会なのです。

## ●子どもの親殺し、親の子殺し

三角医師は、といかける。

「……最近、子どもの親殺し、親の子殺しといったショッキングな報道がテレビや新聞などを通して、やたらと目につくようになった。なぜ、このようなことが起こるのか？　起こるようになったのだろうか？」

その答えは、意識以前にある。

「意識だけを対象として、この問題を考えても、抜本的な解決策を見出だすことは難しいと思う。人間の生活は、意識的配慮で行われているように見えても、その実態は、本能で感じることが中心になっているからだ」（前著より）

親は子をいつくしむ存在である。子は親をしたう存在である。それが、お互いに殺し合う。

それは、自然界ではありえない。その行動の源流は、狂気である。

では、子を、親を、狂わせたものは、いったいなんだろう？

## 「心音治療」は母子の絆を深める

三角医師は、それは母子の絆が切れているからだ……という。

「『心音治療』は、母子の絆を深め、強め、母子のコミュニケーション能力を高めることができる。母子の絆が強くなれば、意識以前にある子どもの育つ力が育まれる。そして、子どもは元気溌剌《はつらつ》になる」

では、なぜお母さんの心臓の音を聴かせただけで、母と子の絆は深まるのでしょう？

「お母さんの心臓は、毎分七〇回か八〇回ほどドクンドクンと脈打っています。このお母さんの心臓の音が、赤ちゃんの耳に聞こえるような添い寝をしますと、赤ん坊の不安は解消され、とたんにすやすやと寝てくれます」（三角医師）

つまり、お母さんの心臓の音は、赤ちゃんに安らぎを与えてくれるのです。

こうして、赤ちゃんは安心感につつまれて熟睡します。これは、どうしてでしょう？

「赤ちゃんがお母さんのお腹のなかで、十月十日《とつきとうか》の間、ずっと聴き続けていた音だからでしょうか？」「心臓の音といっていますが、お母さんのお腹のなかで胎児が聴いていた音は、医学的に正確にいうと、大動脈の拍動音や、小川のせせらぎのような大動脈の摩擦音、それに心臓の鼓動などがまざり合った音です」（同）

図 21　■胎児は 35 億年の生物進化、5 億年の脊椎動物の歴史を再現する

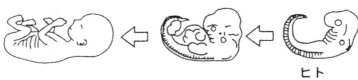

（出典：『心音療法って何？』より）

## ●三五億年の生物進化の歴史を再現

胎児は受精卵から個体に成長するまでに、子宮内で、どんな変化をみせるのでしょう？

その胎児の成長過程は、ただ驚異というしかありません。

胎児は、三五億年間の生物の進化、五億年の脊椎動物の歴史を再現するのです。

「個体発生は、系統発生をくり返す」（ドイツの学者ヘッケル）

系統発生とは、生物進化のプロセスを表します。

「……三五億年という生物進化の歴史を、胎児は、母親のお腹のなかで再現させています。単細胞の生命から始まり、心臓が動きだし、受精後三〇日くらいから魚類になり、両性類になり、手足が生まれ、爬虫類になり、やがて、刻々と人間になっていきます」（三角医師）

この過程では、いわゆる耳の聴覚は、まったくといってよいほど発達していません。というより、存在していないのです。

耳の聴覚が形成されるのは、妊娠後期になってからです。

では、成長中の胎児は、いったいどこでお母さんの心音を聴いているのでしょう？

おそらく、全身の細胞で〝聴いて〟いたと思われます。

それが遺伝子に記憶され、誕生した赤ちゃんの潜在意識に、植え付けられているのではないでしょうか？　まさに、胎内の〝波動の記憶〟です。

## ●生命の根幹に鳴り響く音霊

「……絶え間なく響くお母さんの血潮のざわめき、潮騒。子宮の壁をドードーと打つ大動脈の拍動音、小川のせせらぎのような大静脈の摩擦音。そして、それらの彼方に高らかに鳴り響く心臓の鼓動。それは、なにか宇宙空間の遠い彼方の銀河星雲の渦巻きを銅鑼《どら》にして悠然と打ち鳴らすような生命を育む絶対的な響きをつい想像してしまいます」「生命の根幹に鳴り響く音霊《おとだま》。それが、お母さんの心音です」（三角医師）

ここまで読むと、前項の音響免疫チェアの理論と重なることに気づくでしょう。

やはり、病気の人に背骨の骨髄から〝羊水の響き〟を送り込む。それは、三角医師のいう「生命の根幹に鳴り響く音霊」そのものです。「波動医学」理論において、両者は通底しているのです。それは、気功など他の「波動医学」も同じです。


いうまでもなく、母胎内で胎児にたえまなく送り込まれている響きの最たるものが心音です。

胎児にもっとも身近で、力強くくりかえされるお母さんの心臓の拍動の波動は、胎児を成長させる大きな波動刺激になっていたはずです。

だから、病んだ乳幼児にお母さんの心音を聞かせることは、無意識のうちに、その子を母胎内での安らぎの記憶へとみちびくのです。

すると、病気のストレスで緊張状態にあった交感神経優位の状態から解放され、副交感神経が優位の安らぎの心身状態にもどっていく――。

これが、「心音治療」が効果をあげる基本的なメカニズムでしょう。

## 「心音治療」は、どのようにしておこなうの？

### ●心音を微弱電流でツボに流す

「心音治療」というと、なにか大がかりな装置が使われそうです。しかし、そうではありません。そのやりかたも、あっけないほどシンプルです。

まず、特殊なマイクによってお母さんの心臓の血流音を採取します。

その録音を患者の子どもに聴かせるのです。

このとき、耳ではなく、子どものツボ（経穴）に直接〝聴かせる〟のがミソです。

具体的な施術はつぎのとおり。

「採録した母親の心音を、まずマイクロ・アンペアという微弱な電流に変換します。それを子どもの腰にある『命門』と『後頭部』のツボに通電します。そのときは電極をツボに当てて、シー

写真22　■「ツボに当てて、シールを貼って固定します」（三角医師）

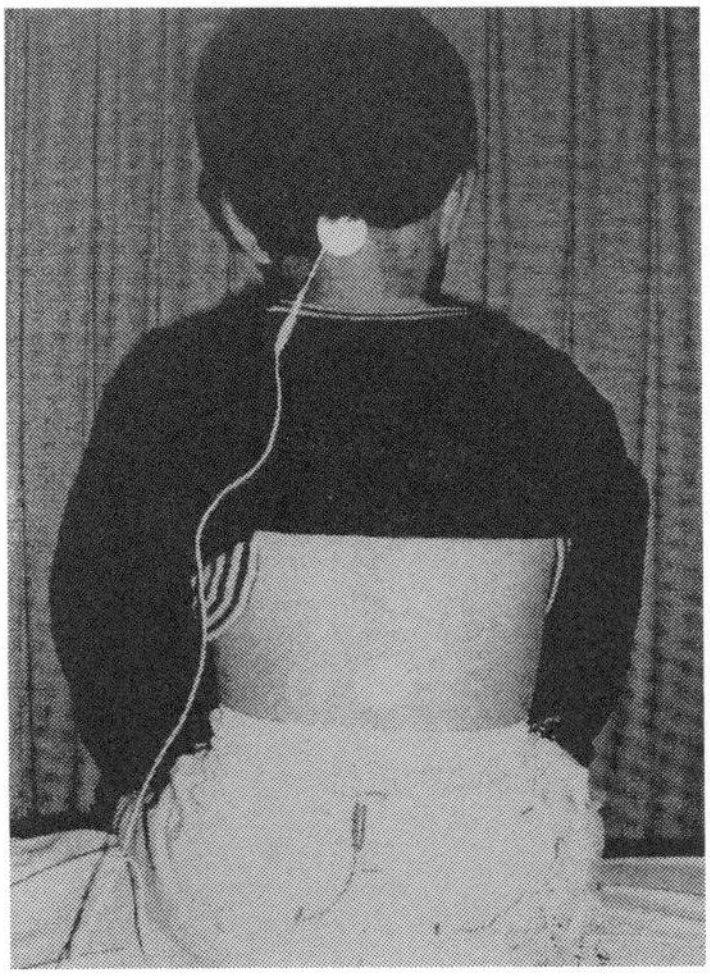

ルを貼って固定します」（三角医師）

これは意外でした。

お母さんの心音を、子どもにヘッドホンで聞かせるものと思っていました。

診療に訪れたお母さんたちも、エーッとびっくりすることでしょう。

「……電流をわが子に流す、と聞くと、世のお母さんたちはたいへん驚かれますが、微弱な電流なので、子どもはまったく何も感じません。当然、痛みや不快感もまったくありません」（三角医師）

## ●見事な氣エネルギー療法

わたしは、ここまでで三角医師の炯眼《けいがん》にうなずきました。

さすが、海外の出版社から英語で鍼灸の専門書を出されているだけのことがあります。

お母さんの心音を微弱電流に変換して、子どもの「経穴」から〝聴かせる〟。これは、立派な漢方の鍼治療の発想です。いいかえれば、見事な「氣エネルギー療法」といえます。

ツボに心音を微弱電流の波動で送り込む。それは、波動を氣エネルギーに変換したことにほかならない。

三角医師は、やさしく母親にさとす。

「ただ二か所のツボにシールを貼るだけです。このシールをイヤホンと思っても、なんらさしつかえありません。耳で聴くのがイヤホンで、ツボで聴くのがシールです」（同）

「たったこれだけで、治るのかしら？」

わが子の治療風景を見た母親は、一様に不安になるでしょう。

## ●自宅で五分間通電しハイ終わり

具体的な「心音治療」のステップを見てみましょう。この「治療」は、家庭でも可能です。

三角クリニックでは、「心音装置」を貸し出して、家庭で自主的におこなってもらっています。
**(1) 心音録音：**まずお母さんの心音を録音します。「心音装置」で、聴診器でも聴くことのできない心臓血流音を、特殊マイクを使って、二分三〇秒録音します。
**(2) ツボに貼付：**子どもの腰にあるツボ「命門」と、後頭部の直下にあるツボに、電極シールを張り付けます。
**(3) 再生送電：**「心音装置」の再生ボタンを押します。すると、子どもの二つのツボに心音の情報が伝わります。むろん、子どもはなにも感じません。二分三〇秒の録音を二度再生して、合計五分間の通電で、治療は終わります。

……これで、終わり……！　拍子抜けするとは、このことです。最初は、キツネにつままれた思いがするのではないでしょうか。

子どもさんの、ナーンダと呆れて、お母さんを見上げる顔が浮かびます。

これなら、いやがる子どもは一人もいない。

## ●セルフで治療するときの心がまえ

心音を録音するときは、つねに意識をわが子に向けていることが絶対必要。考え事をしながらなどは、絶対にダメです。子どもへの愛を感じながらの心音が大切なのです。

さらに、「大事なことは、子どもに強要しないことです。あくまで、話しかけるような気持ちが大切です。『早く病気が治りますように』とか『この子の頭がよくなりますように』とか、『良い子に育ちますように』とか、思わないことです。ただただ無心で、わが子とたわむれるような気持ちが大事かと思います」（三角医師）

## ●一日に何度おこなってもよい

わたしは子どものころから病院が大嫌いだった。それは、あの注射の恐怖があったからです。

さらに、クスリ臭い病院には、子ども心に危険な臭いを感じ取っていました。

しかし、この「心音治療」なら、だれでも笑顔で、クリニックを訪ねることができるでしょう。

たった五分間の治療で、痛みもなく、クスリも使わない。むろん、注射もない！

どれくらいの間かくで治療を受けたらいいのでしょうか。

「一日に何度でもかまいません。心音録音はそのつどおこなってもよいし、子どもが劇的に変わったのを気づいてから録音しなおしてもかまいません」

子どもがまだ赤ちゃんのばあい、「心音治療」は可能ですか？

「時間帯は、子どもが寝ているときのほうがやりやすいでしょう。おきていると泣いたり、暴れたりするからです。しかし、それをあやしながらおこなうのも一興かと思います」（三角医師）

## 甘えるわが子が、心から愛しくなる

### ●その日から妙になついてくる

じっさいに、三角クリニックで患者の子どもに心音治療をおこなうと、どんな変化が起きるのか？

「……最初の変化としては、子どもがお母さんに甘えるようになります。治療したその日から、妙になついてくるとか、離れなくなる。いなくなると今までは何ともなかったのに、急に泣きだす、といった具合です」（三角医師）

じつにほほえましい光景です。母子の絆が強まったことは、一目瞭然です。

いっぽう、母親にはつぎの変化があらわれると三角医師はいいます。

「……子どもの甘えに母性が刺激され、子どもが可愛く、愛しくなってきます。夜泣きで何度も夜中に起こされて、疲れはて、わが子が憎らしく感じていたお母さんも同じです。お母さんのこのような心境の変化に、子どもは敏感に反応し、子どもはますます、お母さんに甘えてきます。するとお母さんはますます、わが子が可愛くなってきます。あとは、これの連鎖反応が起こり、母子の絆が深まっていきます。母子のコミュニケーション能力が高まってきます」

こうなると、母子のあいだに理想的な平安な時が流れていくようになります。

「子育てって、こんなに楽しかったんだ！」「虐待寸前までいったのに、ゴメンね」

なんとも、「心音治療」の素晴らしい成果ではありませんか。

「……わが子を誇らしげに思う気持ちが、ふつふつとわきあがってきます」（三角医師）

## ●病気も回復する！

それでは、「心音治療」による、回復例を見てみましょう。

### ■生後一〇カ月、男の子：アトピー性皮ふ炎

**〈症状〉**全身に湿疹が出て、かきむしった皮ふから浸出液が出ていた。おとなしくて、要求や主張が弱い。どこか元気がない。

〈治療〉週一回のペースで、「心音治療」をおこなう。三回目の治療の直後から、急に元気になってきた。よく笑い、甘えるようになった。抱っこすると重く感じられるように。湿疹のほうも良くなってきた。なにより、母親に笑顔がもどった。子どもが可愛くてしかたがないといわんばかりに、子どもをあやすようになってきた。子どもも、そんな母親にキャッキャと笑顔で甘えるようになってきた。

■男の子：発達障害と指摘され七年間「心音治療」を続けている

〈症状〉初診は生後六か月。全身に湿疹が出て来院。その後、発熱、風邪などの症状があった。一歳半の小児検診で「発育が遅い」と指摘され、成長ホルモンをすすめられた。心配になった母親が、子どもを連れて相談に来た。

〈治療〉この日から「心音治療」を開始し、一か月に四〜五回のペースで「心音治療」をおこなった。本格的に治療を始めて一年が過ぎたころから、元気になってきた。治療から二年半が過ぎた四歳のころには、身長は、やや低いものの、元気いっぱいになった。自己主張も強くなり、言葉、表情ともに豊かになった。現在六歳一〇カ月、いたって元気である。

■男の子、三歳：小児ぜんそく

〈症状〉弟の夜泣きが非常によくなったので、ついでにといった感じで連れて来られた。いっしょに「心音治療」をおこなった。

**〈治療〉**一回目の治療では、とくに変化はなかったが、二回目の治療から母親に急に甘えるように。「ママ大好き」「ママと二人きりでデート」などと言って、べったりと甘える。さらに、典型的な口呼吸だったが、しだいに口を閉じるようになった。一週間に一回のペースで治療。治療開始から二五日経過、発作が起こっても、元気な顔で来院するようになった。（三角医師）

最後に「心音治療」を行ったアトピー皮膚炎の小学校二年の女の子のエピソード。

三角医師が母親にたずねる。

「さいきん、学校の成績がよくなってきたのではないですか？」

「そういえば……。テストの点が上がってきました。治療のおかげなのですか？」

彼は、自信をもってこう答えた。

「……病気を自分の体力で治したから、自信がついたのです。自分に自信がつけば、学校の成績が上がるのは、あたりまえのことです」

■問い合わせ先：みかどクリニック
〒８１０-００４１　福岡市中央区大名2-4-33　トートーレビル３Ｆ
電話：０９２-７２４-５０５８（Ｆａｘ共）

# 第５章 『サウンド・ヒーリング』「音響療法」のバイブル
## ——「音」は宇宙から魂への贈り物

自然な「音」と「光」で生命は安らぐ

### ●自然音は生命を癒し人工音は壊す

「音が生命を癒《いや》す」。それは「生命が波動そのもの」だから、とうぜんです。

この真実を一言でいえば、「音響生命学」と呼べるでしょう。

それを体系的に解説する好著があります。『タオ・オブ・サウンド』（ファビアン・ママン他著、増川いづみ監修、田元明日菜訳、ヒカルランド）。

音響療法（サウンド・ヒーリング）には様々なアプローチがあります。

一つ共通するのは、それが自然音であることです。英語でいえば「アコースティック・サウンド」。つまり、自然な素材から発生する音なのです。

これとぎゃくなのが、人工音です。電子音などが典型です。

ビートが効いて、ホップで、ロックでビンビンきます。しかし聴いているとぐったり疲れます。

つまり、自然音は生命を癒す。

そして、人工音は生命を壊す。

思い浮かべてください。谷川のせせらぎの音を……。森の葉陰を揺らす木もれ日の光を……。

なんともいえぬ、安らぎと落ち着きを感じるはずです。

どうしてでしょう？　やはり、わたしたちの生命波動と合っているからです。

他方で、メタルロックのギンギンの響きや、激しく点滅するクラブのフロアライトは、どうでしょう？　一時的に興奮はしても、しまいには、わたしたちの脳どころか身体、細胞までもが、どっとクタビレル……。

杏林予防医学研究所の山田豊文所長は明言します。

「……わたしたちの体には、原始から『音』と『光』を受けとめる受容器（センサー）があるのです」

それは、外部から波動エネルギーを受け取る〝窓口〟です。

図23 ■『タオ・オブ・サウンド』

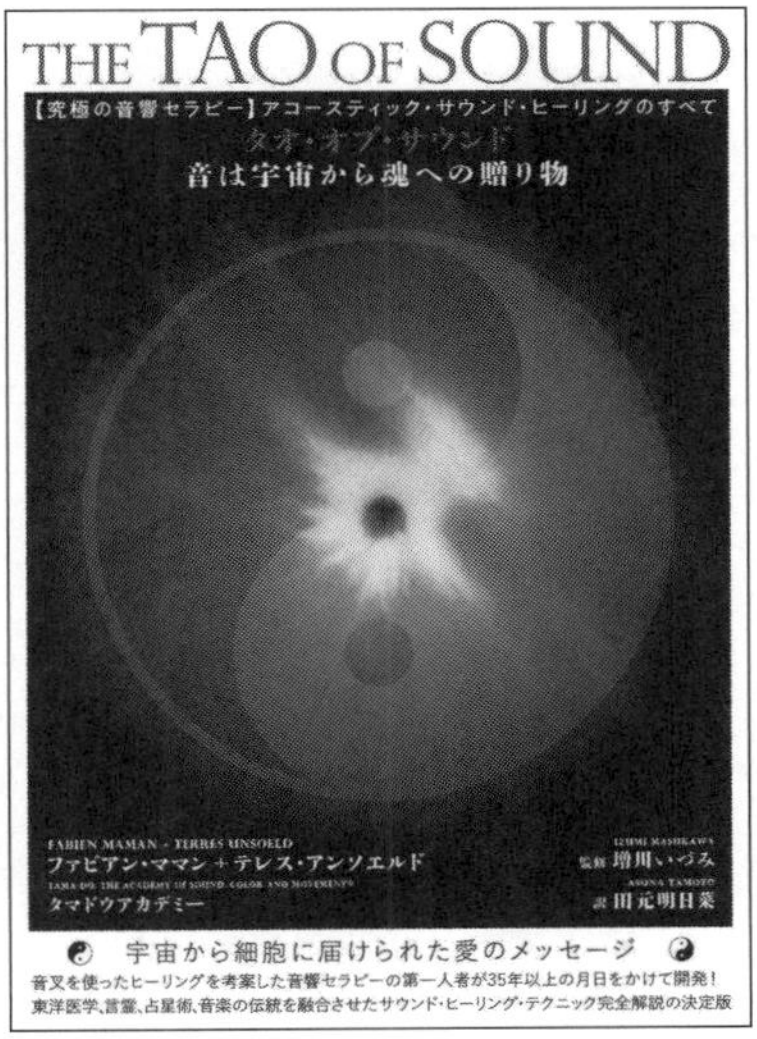

「そのセンサーに、おかしな音や光が入ったら、人間の生命は狂ってあたりまえです」

## ●「音」と「光」で安心をえる

わたしたちの五感で、もっとも外部からの情報量が多いのが「聴覚」「視覚」です。言い方を変えると、わたしたちは「音」と「光」で、外部と〝つながっている〟。

野生の動物たちもおなじです。外部の音に耳をそばだてる。それは、みずからの安全を確認するためです。つねに外部に目をくばる。それもおなじです。

そして、「音」と「光」で安心をえたら静かにくつろぎ、眠りにつくのです。

「音」と「光」が生命のやすらぎの根源であることが、よくわかります。

『タオ・オブ・サウンド』の著者ファビアン・ママンは、音叉によるヒーリングを開発した音響セラピーの第一人者です。三五年間の探求は、音叉によるサウンド・ヒーリングが、伝統音楽から東洋医学、言霊理論さらには占星術までリンクしていることを解明します。

そのダイナミズムは道教の始祖、老子が説いた宇宙の根源法則「タオ」にまで到達するのです。

## 血液細胞が音周波数に反応し色・形を変えた！

### ●〝魂のワーク〟で天と地は共鳴

「……本書で紹介するテクニックは、エネルギー（氣）と音楽を活用した、新たな時代の〝魂のワーク〟です。神我は、わたしたちの身体の中にあります。細胞の中核に、DNAの中に、神の物語が記録されているのです。科学的な研究、魂の実践、芸術的な表現が一体になったとき、天と地は共鳴します」（ファビアン・ママン）

この著書には、音響療法の神髄があります。

「人類が新たなハーモニーをかなでるために、自然と天空のエレメントと調和する方法を学びましょう」

彼は東洋思想の「五行」（図24）や「経絡」「チャクラ」（図15、75ページ）と「音」の関連を解明しています。本書で、ママンは、その「音」（波動）が、病気や疾病を癒すことを証明しています。これがサウンド・セラピー（音響治療）です。

「……**人間の血液細胞が『音の周波数に反応して、色や形を変える』**という理論から生まれました」（ママン）

これは、波動医学の根本理論からすれば、おどろくことではありません。

図24　■五行思想：宇宙は「火」「土」「金」「水」「木」元素で構成

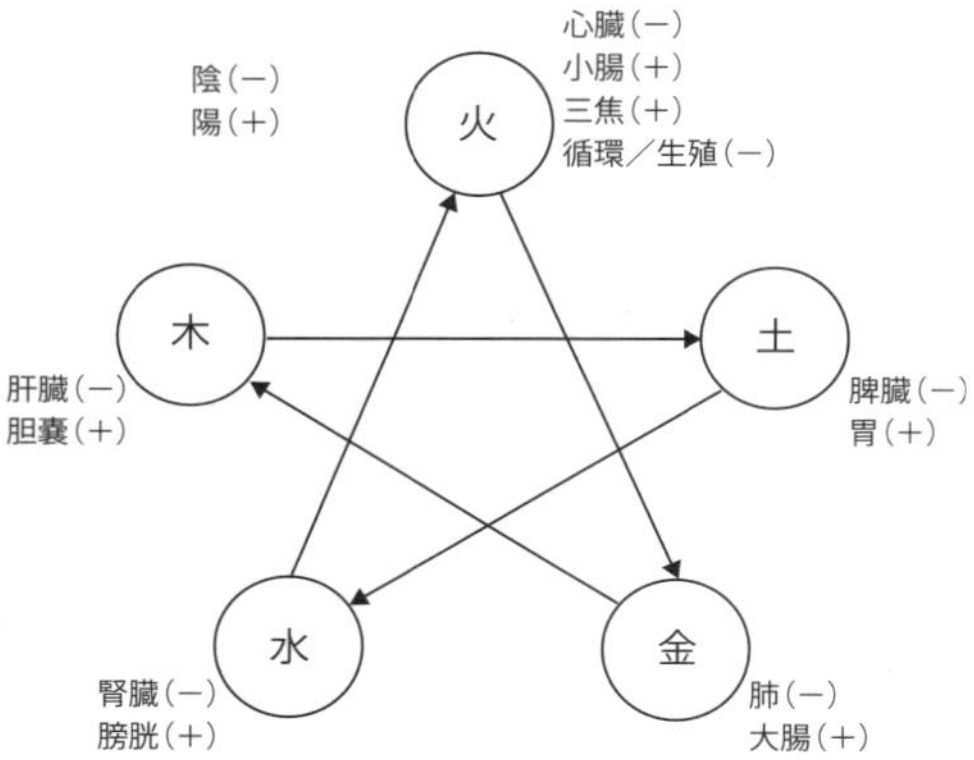


「生命自体が、波動エネルギー体である」からです。そして、「……各々、細胞、組織、器官、臓器も固有周波数を持っている」。

これらが不自然な状態になれば、固有周波数からズレた波動を発している。

**ズレを検知するのが、波動医学の〝診断〟です。**
**ズレを修復するのが、波動医学の〝治療〟です。**

## ●〝共鳴〟現象で命のリズムを調律

このとき応用されるのが、〝共鳴〟現象です。同じ周波数を発し合うと、他方には、一方からよりはるかに大きな波動エネルギーで応じます。

これが〝共鳴〟（オシレーション）です。

サウンド・セラピー（音響治療）もこの原理より応用します。

乱れた細胞・組織・器官……などの波動に、正しい自然音を送り込んで共鳴現象を起こします。そして、ほんらいの波動（固有周波数）にもどします。

いわゆる、ピアノの調律と同じ作業を行うのです。血液細胞が、音の周波数に反応して色や形が変わった……のは、まさにこの〝調律〟効果なのです。

波動医学に疑問と批判を抱くひともいます。

その言い分は、「そんなに微細なエネルギーに、生体が反応するわけがない」というものです。

しかし、〝共鳴〟現象を理解すれば、その疑念も吹き飛ぶはずです。

３・11東日本大震災のとき、奇妙な現象が起きました。

震源から一〇〇〇キロ以上も離れた五五階建ての大阪府庁舎ビルが、一〇分余りも大きく揺れ続けたのです。ビルの一〇〇か所以上に亀裂《きれつ》が走り破壊された。

一帯で揺れたのはこの高層ビルだけでした。

まさに、ミステリー。〝共鳴〟現象のなせるわざです。

これは、ニュートン力学では説明できない、波動の神秘です。

だから、超微細な音や光どころか、さらに微《かす》かなエネルギー（サトル・エネルギー）の量子波にすら、生命は〝共鳴〟現象で反応するのです。

## 「宇宙」・「身体」調和の根幹は音（波動）の調和

### ●音響ヒーリングのバイブル

「……音の波動が、人間の細胞に影響を与える」

ママンが、この衝撃事実を顕微鏡で発見して、すでに三七年以上の歳月が流れています。その研究集大成が『タオ・オブ・サウンド』（前出）なのです。

彼は、さらに研究を深め「音、色、運動によって、身体、心、魂のバランスを整える」三五以上のテクニックを開発しています。その意味で本書は、今後サウンド・ヒーリングを実践するひとびとにとっては、テキストでありバイブルといえるでしょう。

「……音の振動によるヒーリングの世界に踏み出そうとするひとびとを、やさしく後押しして、電気音や電子音に頼るのではなく、『五つのエレメント』と、自然界のみに存在している『純粋な倍音』と『ハーモニーの癒し』に、ひとびとを回帰させるのです」（T・アンソエルド）

### ●音で細胞がオーラで光輝く！

ママン自身は、みずからの研究の経過と成果をこう語っている。

「……八〇年代初期に、アコースティック・サウンド（自然音）を〝聴かせた〟人間の細胞を観察しました。そこで、ガン細胞が消滅したり、健康的オーラが、明るく鮮やかに曼陀羅《まんだら》を形成していくさまを、驚嘆とともに凝視したのです」

自然な音でガン細胞が消えていく……。生命が輝くオーラを発する……。

ママンの驚きと感動が伝わってきます。

「……さらに、わたしは、それぞれのひとには、独自の『基本音』があることを知りました。その『音』に合わせて細胞が『チューニング』（調律）されたとき、健康と調和が、細胞内に、エネルギー場に、さらに外部世界にもたらされることを発見したのです」（同）

ママンは、さらに奥深い真理に到達する。

「……目に見えない音の構造が、自然音や音楽により、わたしたちの『ＤＮＡ』、『経絡』、『臓器』、『チャクラ』、『エネルギー場』をおのおの結びつける。さらに、自然界、季節、さらに、星々や超越的に大きな〝らせん〟に向かって広がっていく……」

それは、渦巻く銀河系宇宙さらには、存在（神）そのものに向かうのです。

細胞に音を聞かせたら、光を発する……!?

普通なら苦笑いするだけでしょう。

**写真25**は、一人の男性の細胞に、三九二ヘルツの音

**写真25　■細胞が共鳴し、ハート形の光の輪が出現**

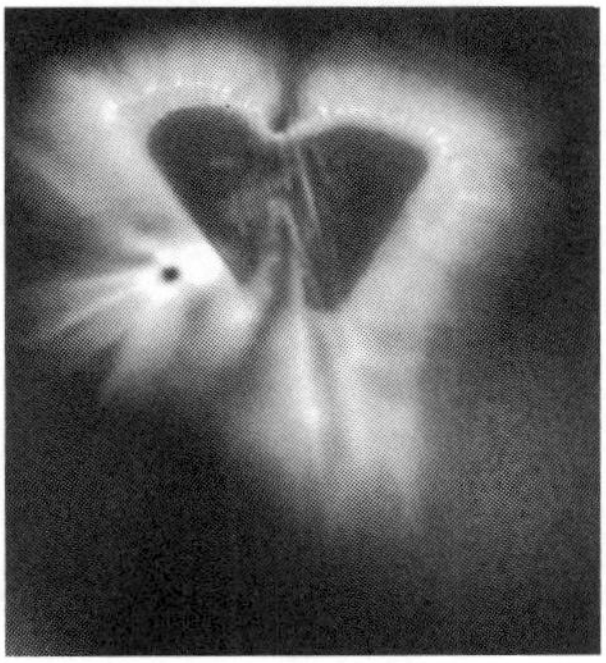

（出典：『タオ・オブ・サウンド』）

を与えた反応です。細胞は、その周波数に共鳴し、鮮やかなピンク色のオーラの輝きを周囲に放っています。さらに偶然か、なんとハート型の光の輪が観察されたのです。

## まわりと心地好く一体化する「基本音」

### ●心安らぐ自分自身の根本波動

「基本音」とは、なんでしょう？

「それぞれの細胞には、独自の音（周波数）があり、それが鳴らされると強い『共鳴』が起こり、細胞は鮮やかな色の〝曼陀羅〟を形成しました」（ママン）

「『基本音』は、これまでは、才能あるヒーラーや霊能力者だけの領域とされていた分野を、より開かれたものにしてくれるでしょう。『基本音』は、体内の細胞やＤＮＡだけでなく、チャクラやオーラを調和し、再生するのにも非常に役立ちます」（同）

「基本音」を、別の言い方でいえば、あなた自身の「基本波動」です。もっとも心地好い自分自身の波動……です。

ママンはその〝見つけ方〟も教示しています。

「……まず、自分のいる環境を、できるかぎり、周囲の騒音からきりはなすようにします。そして、（弦楽器など手もとの楽器で）音階を上げたり、下げたりして、音を発生させます。自分にとって出しやすい、澄んだ音をみつけましょう。あるところで、内側から周囲の空間に向かって完全に『共鳴』する音、あるいは、周波数にたどりつくでしょう。あなたと周囲の空間は、満たされ、振動します。この『音』を数分間、聴かせていると、周囲で音を出しているのが自分なのか、壁なのか、木々なのか、わからなくなります。そして、自分の『音』で満たされていることを感じるでしょう。それが、あなたの『基本音』なのです」

## 「宇宙」と「共鳴」で「人体」は結ばれる

### ●中医学や合気道の法則も同じ

「……研究を進めるにつれ、わたしは、音楽の伝統、数学、中医学、合気道、天文学の領域にわけ入っていきます。これらは、自然や宇宙との『共鳴』を通じて、人間の身体とむすびついていたのです」（ママン）

やはり、『共鳴』現象こそが、重要なファクターなのです。

「……エネルギーを扱うようになればなるほど、わたしは目に見えない世界のサトルボディや自然音が、健康や癒しに果たす大きな役割と調和することができるようになったのです。中医学や合気道の法則は役立ちました。ヒーリングとサウンドを融合したときの、身体効果を具体的に分析する基礎を与えてくれたのです」（同）

そこには、彼のジャズ・ミュージシャンとしての経歴も役だった。

「……一般的な音階では、それぞれの音が、次の音にダイレクトに関係しているという事実を思い出させてくれました。天文学と占星術は、空に浮かぶそれぞれの星が、近くの星と直接的に関係していることを教えてくれたのです」

さらに、瞑想、ヨガの実践、サハラ砂漠、スイス・アルプスなど大自然の旅は、彼の〝魂の根幹〟を育んだのである。

## ●自然波動と人工物のニセ偽動

彼は、くりかえし、くりかえし、アコースティック（自然）な音の大切さを強調している。

その警句は、現代文明そのものへの根底的な批判となっています。

「……電気、電子、化学製品、ニセモノには、生命がありません。意識もありません。それどころか、わずか二秒で、ヒーリング（癒し）の力を破壊してしまいます。いっぽうで、自然界の素材、自然音、純色には、もっとも高次元のヒーリング・パワーがあります」（ママン）

まさに、癒しの本質は、大自然にあふれているのです。

「人工物には生命も意識もない」。それは「自然な波動が存在しない」からです。

言い方を変えれば、生命の波動に「共鳴」しない。

そんな人工物に囲まれた生活をしていると、あなた自身の「生命波動」も「共鳴」を忘れていきます。

最近、日本の若いひとたちをみて感じるのは、一様に、生命感がないことです。

まるで、ロボットのような顔つきをしています。喜怒哀楽をほとんど表さない。

それは、スマホや電子機器などに囲まれ、自然な波動から遠ざかっているからではないでしょうか？

## 健康も病気も〝エネルギー・フィールド〟から

### ●「幽体離脱」エネルギー場が離れる

「……健康も病気も肉体ではなく〝エネルギー・フィールド〟でつくられています」（ママン）

この事実は、西洋医学には理解できないでしょう。彼らは生命を物体としてとらえているからです。生命「機械論者」に〝エネルギー・フィールド〟といっても、何が何だか、さっぱり判らないはずです。「オカルトだ！」といってあざ笑うくらいが、関の山でしょう。

宇宙も、そして、わたしたちの身体も、目に見えない〝エネルギー場〟が満たしています。

電場、磁場、重力場……さらに、氣エネルギー場も存在します。

物体である肉体は、これら、別の「場」（フィールド）と多重にかさなっているのです。

その「生命場」を「幽体」「霊体」……と、多次元的に位置付ける学者もいます。

「幽体」とはまさに、「生命エネルギー場」そのものです。

「幽体離脱」とは、物質的「肉体」からエネルギー的「幽体」が離れる現象なのです。

あなたは、パラレルワールドという言葉をご存じでしょうか？

これは、多次元宇宙という意味です。

わたしたちは、この世とは、目の前に見える世界だけだと思っています。

しかし、現在の物理学者たちはちがいます。かれらは、「存在」というものを突き詰めて考察しています。そして、どうもこの世は、多次元の存在が同じ空間に、かさなり合って存在しているようなのです。

ここまで読んで、「そだね！」とうなずくひとは、皆無でしょう。

わたし自身が半信半疑なのですから、あたりまえです。

しかし、最先端の科学者たちは、さまざまな不思議な現象を解明するために、「この世は多次元的な存在でないと説明できない」……という結論に至ったのです。

## ●生命波動はオーラとリンクする

『サウンド・ヒーリング』の著者ママンも本書で、〝サトルボディ〟の実在に触れています。

「サトル」とは英語 subtl に由来しています。「ほのかな」「かすかな」という意味です。

「……惑星、星々、地球のすべての王国、鉱物、植物、動物、人間、天使、悪魔などは、色々な光線のエネルギーと意識が絶えず流れ込むことによって、育まれ、活性化しています。天体のメッセージの密度が高くなり、大気圏に下りていくにつれて、それらは、オングストローム（色の波長）から、振動に変化し、自然の倍音を通じて、最終的にはヘルツ（音の波長）になります。『音』は『色』よりも五九オクターブ低いのです。音は、乾燥した大気中を一秒につき三四〇メートル移動します」（ママン）

「最終的に光線は、通常はオーラとして知られる〝サトルエネルギー・フィールド〟（あるいは〝サトルボディ〟）として七つの階層にたどりつきます。わたしたちのオーラは、虹に七つの基本色があるように、七つの意識の階層に別れています」（同）

これは、多層の生命エネルギー場を図示した、とみなせばよい。

「……健康的で調和した状態は、不調や病気と同様に、肉体ではなく、エネルギー・フィールドでつくられています。空からもたらされ、〝オーラフィールド〟にたどり着いた色、光、倍音を通じた宇宙からのメッセージは、わたしたちが目覚め、メッセージを受け取ることを待っています。ネガティブな考えや感情は、ゴミのようにオーラルフィールドに蓄積し、わたしたちを病気にするチャンスをうかがっています」（ママン）

## 七層からなる生命オーラ〝サトルボディ〟

### ●エーテル体「氣の身体」（幽体）

サトルボディ・マップ（図26）は、ママンの「サウンド・ヒーリング」教義の基礎を凝縮したものです。

**①エーテル体**：肉体の次にある微細エネルギーの層です。別名「氣の身体」と呼ばれます。東洋医学のいう「幽体」が、これに該当します。「エーテル体は、気功や太極拳など身体的な動きによって生じる活動的なエネルギーを記録します」（ママン）

**②アストラル体**：またの名を感情体と言います。「あらゆる気持ちや感情の振動（喜び、悲しみ、恐れ）や、特に音楽や音を記録します」「音楽はたくさんの気持ちや感情を引き起こし、そして、これらの感情は、すぐにアストラル体に蓄積されます」（同）

**③メンタル体**：「色や形、精神を超えた領域にかかわるすべてのものを記録しています」

「その後は、**④コーザル体**、**⑤ブッディ体**、**⑥アートマ体**と続きますが、これらの領域はタマドゥ・アカデミーのレベル2、3のクラスで扱う内容なので省略します」（同）

図 26　■サトルエネルギー・フィールドを構成する７つの階層（サトルボディ・マップ）

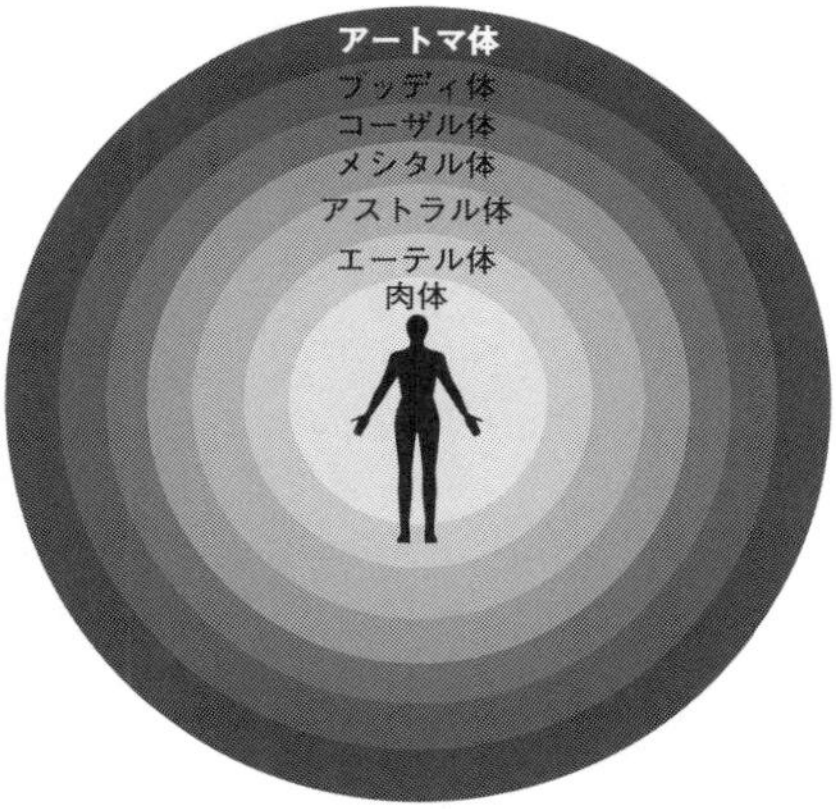


（Photo copyright Tama-Do Academy 1997）

## ●量子波にも対応する感受性

西洋医学や近代科学を〝信仰〟しているひとには、ついていけない世界かもしれません。

しかし、これら超科学こそが真科学である……という真実に、多くの科学者たちが気づきはじめています。

「……オーラの微細層は、意識レベルに合った、空や大地の振動情報への親和性に応じて、共鳴しています。これらのサトル層は、アンテナの役割を果たしています。周囲のあらゆるエネルギーを感知し、そのうちにいくつかを記録し、その他を排除します」（ママン）

わかりやすくいえば、オーラの七層は、宇宙や周囲からの超微細な〝情報（波動）〟を感知する超高性能アンテナである。NASA（米航空宇宙局）のレーダーでも感知できないほどの微細な波動情報ですら、感知してしまう。それは、量子波レベルに対応する感受性といえるでしょう。

「……たとえば、非常に高いレベルで振動している天球の音楽は、⑥アートマ体で感受されている、といえます。これらの振動メッセージは、人間の耳で聞き取るにはあまりに微細です」（ママン）

## ●サトルボディを共鳴させる

「耳から聞こえる音は、心身を癒す」

これが、サウンド・ヒーリング（音響療法）の第一歩の発見でした。

それは、フランスの耳鼻咽喉科医師で、かつ、音楽愛好家でもあったアルフレッド・A・トマティス（一九二〇〜二〇〇一）によって提唱されました。

「ヒーリング（癒し）効果は、音の周波数が、聴覚神経を通じて大脳新皮質に到達したときに発生する」

トマティスは、ママンの旧友でもあった。

「……彼の研究は、あとに続くひとびとを鼓舞しました。しかし、彼の研究はサウンド・ヒーリングとエネルギー・フィールドとの間のつながりを探求していません。そのため、わたしは、大きな可能性を見逃している、と考えたのです」（ママン）

これは、他の音楽療法にもいえるでしょう。

「音を聴かせると、病気が良くなった！」

まさに音楽療法の成果です。しかし、大脳皮質に音の刺激が感知されて、病が癒えただけではありません。さらにその響きは、肉体の奥にある生命場にバイブレーションを与え、サトルボディを共鳴させているのです。

## 「言霊《ことだま》」は〝音の瞑想〟で宇宙とつながる

### ●魂と物の隔たりを埋める

ちなみに、よくいう「言霊」とは、いったいなんでしょう？

ママンにいわせるなら、それは〝音の瞑想〟です。

「……わたしは、一九七五年、合気道と鍼治療の師である中園先生の教えを受けて、古代のピュアサウンド『言霊』について研究をはじめました」

合気道家・中園睦郎氏は、次のように教えています。

「……音の原則は、わたしたちの物質的生活を、宇宙の完全秩序に組み込む方法を教えてくれます。話し言葉は、（身体の）外界と内界を完全にシンクロさせ、魂と物の隔《へだ》たりを埋めるのです」（一九七二年、中園睦郎）

すなわち、「言霊」は、「宇宙」と「人間」を一体化させる。

氣エネルギーの一種であることは、いうまでもありません。

「……言霊とは、言葉（動詞）の振動、あるいはエネルギーのことです。〝動詞〟とは、魂と表裏一体の行動のことであり、この振動が魂を動かすのです。もともとは宗教という伝統的な手法の代わりに、音の振動で宇宙を定義しようと生み出されたものです」

仏教でいう「マントラ」、「声明《しょうみょう》」、「読経」や、キリスト教の「祈り」、「聖歌」などが、それにあたるでしょう。

## ●一九八八年「音、色、動」の学校創立

「……言霊《ことだま》の習練は、〝音の瞑想〟と呼ばれます。これには、宇宙の音構造の記憶や、過去、現在、未来の文明による影響力も含まれます。同時に音の科学は『五行』や『鍼治療』との共鳴によっても解明されてきました」（ママン）

つまり、言霊は、生命場（エネルギー・フィールド）と共鳴するのです。

「……わたしたち自身も〝振動〟です。そのため、音とともに活動するほどに、わたしたちの本質的な周波数を含んだ磁気フィールド、すなわちオーラの響きとつながることができるようになります」（ママン）

ママンは、中園師範のもとで七年間も修行しています。

以来、二五年も恩師の教えにしたがいながら、独自の研究を深めていったのです。

「……言霊は、道場で練習するように、集団で練習するのがもっとも適しています。一人では見つけることのできない神聖な深淵に、到達できるのです」

一九八八年、「音、色、動」の学校を創立。このとき彼は、中園師匠にこうたずねている。

「……日本語（言霊）で『魂の道』という意味をもつ、〝タマドウ〟という名前を使っていいか、許可を求めました。わたしは、恩師に細胞の写真スライドを見せました。先生は、自分の活動をさらに深めている弟子がいたことに、大いに喜んで下さいました。そして、学校の創立に、出向いて祝福したい、とおっしゃったのです」

そして、中園氏は一九九四年、ニューメキシコで逝去。

ママンは、恩師の遺志をひきつぎ、ついにサウンド・ヒーリング理論を確立したのです。

## 「言霊」唱和で癒され生命が開花する

### ●一弦琴《いちげんきん》は「倍音」を生み出す

言霊トレーニングは次のように行います。

用いるのは「自然音の楽器」「倍音」「発声」「母音」「子音」……などです。

そして、練習のとき、これらの〝音〟の意味（メッセージ）を考えてはいけません。

意味ではなく、波動を感じることが大切なのです。

図 27　■倍音が発生するイメージ

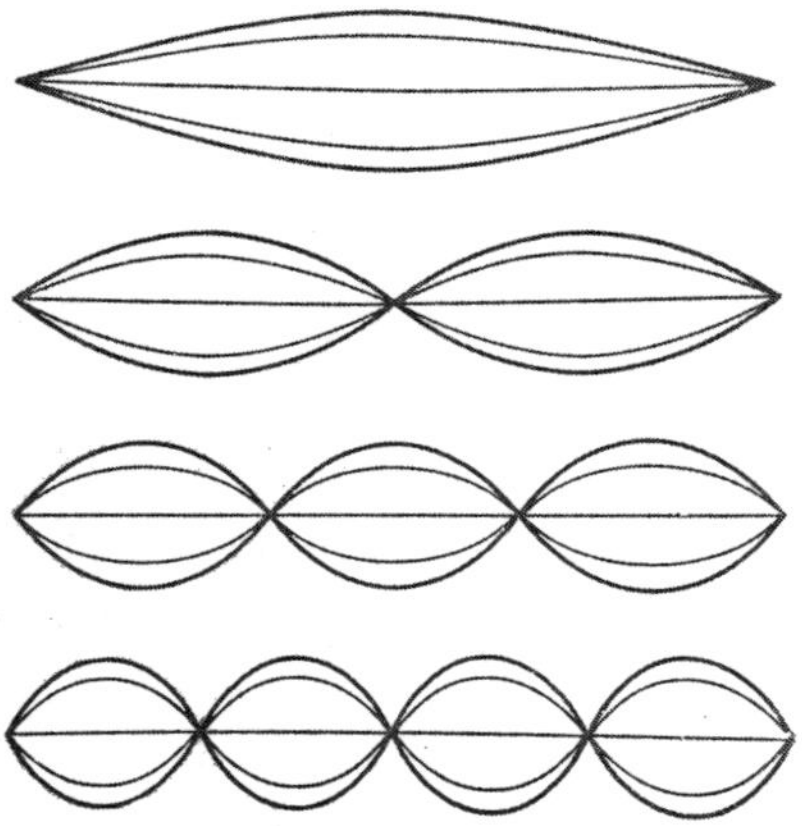

（出典：『タオ自然学』F・カプラ著、中山直子他訳、工作舎）

「……代わりに、身体の内側と外側の世界にある振動の深源に直接はたらきかけるようにしましょう」（ママン）

ちなみに、彼は「一弦琴」による〝音の瞑想〟を取り入れた第一人者です。

一弦琴の響きは、「倍音」を生み出す、もっともシンプルな楽器です。

ここでいう「倍音」とは、「基音」の整数倍の振動数をもつ音のことです。

わかりやすくいえば、まず、一本弦を想像してください。

これを弾いて出る音を「基音」とします。

つぎに真ん中に駒をはさみます。これを弾くと、より高い音が出ます。これが「倍音」です。さらに、四分の一に区切ると、さらに高い周波数の「倍音」が発生します。周波数は倍になると一オクターブ変化します。これは、共鳴しやすい音です。

これが「倍音現象」です。こうして、倍音が倍音を呼び、豊かな音響が生まれます。

## ●「母音」「子音」音唱から始まる

「……練習を始める前には、気功や太極拳などの運動を行うのがよいでしょう。これによって、あなたのオーラはクリアになり、『丹田《たんでん》』とつながり、音のヒーリングパワーの入り口がつくられます」（ママン）

ちなみに「丹田」とは、下腹に存在し、それは「生命の座」とも呼ばれます。

「心理的」「生理的」「物理的」な三点がかさなる中心点です。

具体的には、ヘソと肛門をむすぶ直線の真ん中に存在します（図28）。

**図28 ■「丹田」はヘソと肛門を結ぶ直線の真ん中に存在します**

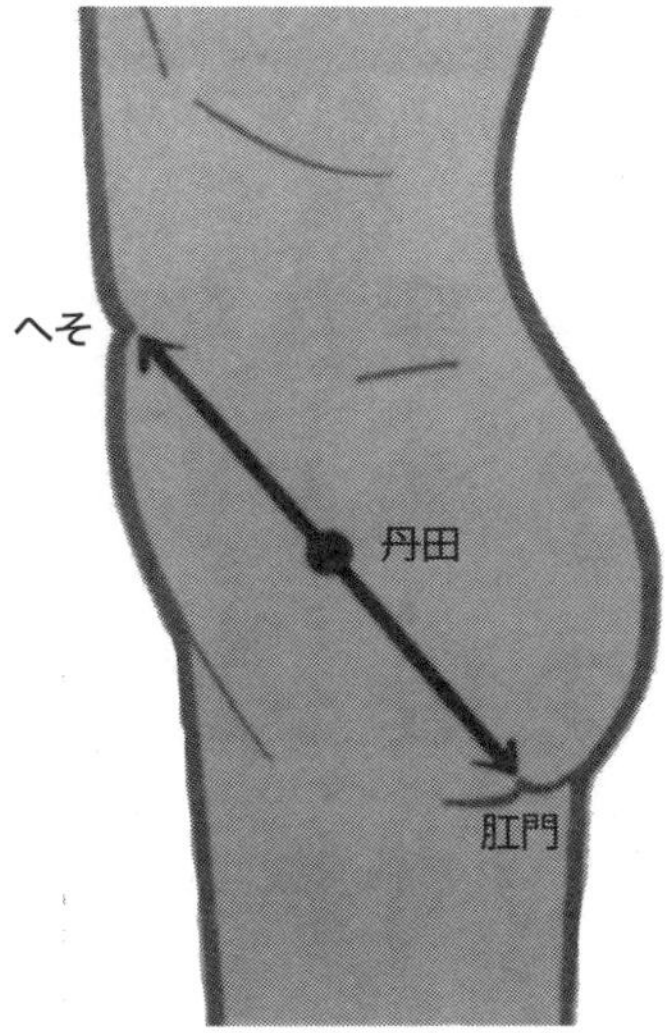


（出典：『元気になりたきゃ、お尻をしめなさい』）

「……練習実践で大切なのは、音にたいする自分の意識を高めることです。今をきちんと生きていなければ、エネルギーを感じることはできても、このエネルギーがあなたをどこに連れていくのか？　なにをきいてくれるのか？　自覚することはできません。意識することを練習しましょう。それによって、〝音〟がやってくるよりも先に、つぎの音を感じたり、聴いたりすることができるようになります。この潜在能力は、より高次

元の意識とむすびつき、新たな情報へのアクセスを生み出すシグナルとなります」（ママン）

さあ、言霊トレーニングの開始です。

それは、肚の底から「母音」を発声することから始まります。

「……言霊の世界では、宇宙の物語は、音の起源から伝えられたと言われています。『母音』と『子音』は、あらゆる言語のルーツであり、宇宙が創造的に出現するための、音の構造を授けたのです」（ママン）

**図29**は「音の起源」をあらわしたもので、「目に見えない面」（アプリオリ）と「物質的な面」（アポステリオリ）の二つに分かれています。

「……言霊は、物質的（ワ、オ、エ、キ）な出現によって、聖なるもの（ア、エ、オ、イ）を定義します。人間の生命は、〝宇宙の眼〟と考えられています。宇宙は、つねに存在しています。しかし、知恵がなければ、人間の眼には現れない」

「宇宙の創造は、『母音』の磁気的な力によって始まり、そこで空間が生まれます。そして、『子音』の電気的な力によって、リズムと時間が生まれます」（同）

## ●音で多次元の人間となる

はじめて聞く人、見る人は、とまどうかもしれません。

「母音」などの音と宇宙、時間の関係など、考えたこともなかったはずです。

## 図 29　■母音は宇宙と共鳴する「言霊」エネルギー

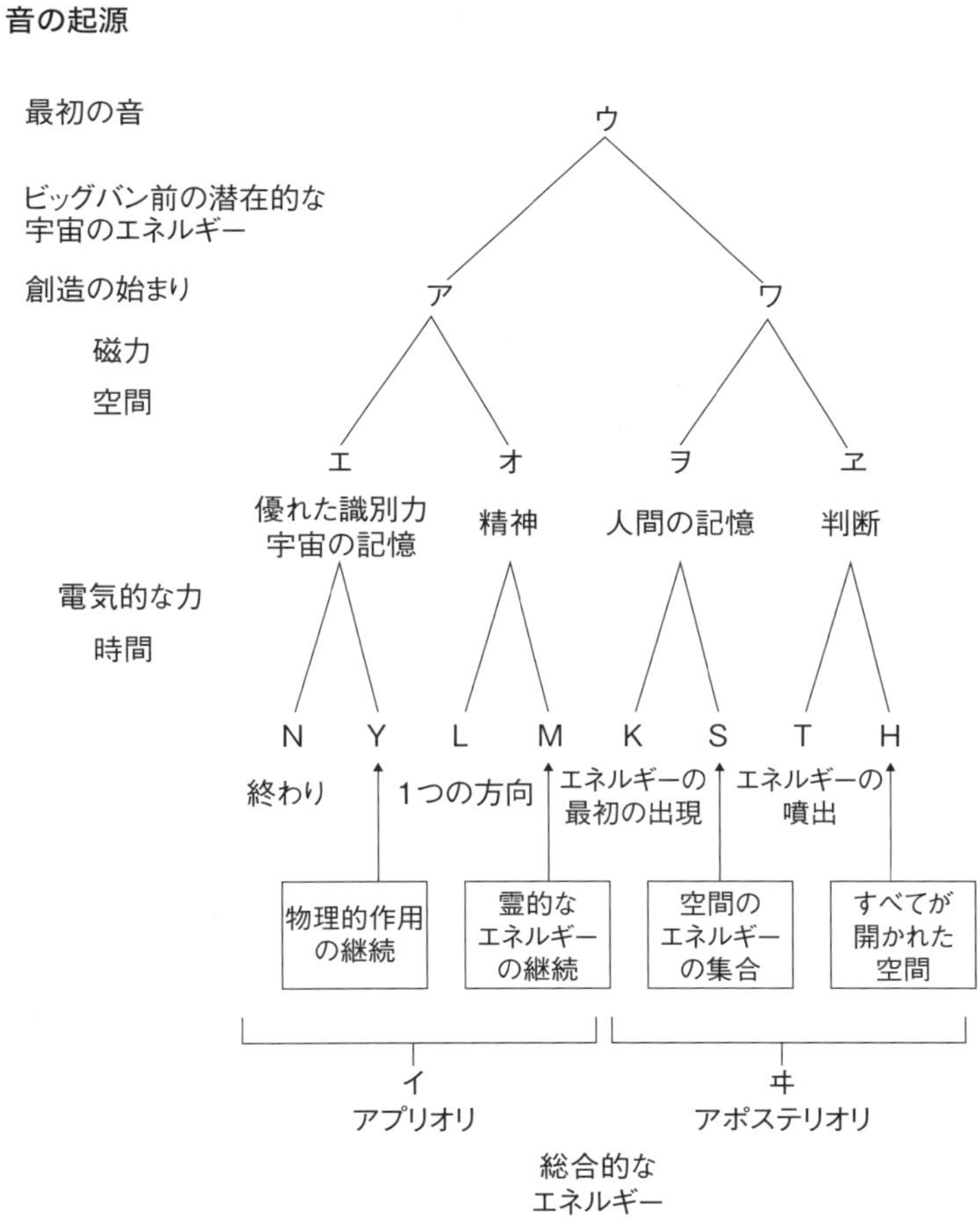


（出典：『タオ・オブ・サウンド』）

学校でも習ってない。テレビ、新聞でも、いっさい触れていない。

だから、言霊《ことだま》なんて言っただけで、変人扱いされそう……。困惑するのは当然です。

しかし、ママンは、〝非科学〟的なことを言っているのではありません。ぎゃくに、〝見えない〟世界を全て切り捨ててきた科学のほうが、〝非科学〟なのかもしれません。

「……音をあつかえばあつかうほど、祖先の記憶や宇宙のメッセージが存在するサトルボディのなかで、特定の周波数で共鳴する響きにふれる機会が増えていくはずです。この情報は、あなたの人生にとって本質的なものとなるでしょう」（ママン）

「……わたしたちは、多次元の人間となることを、自然にうけついでいます。そうした開かれた次元は、美的で、科学的な魂の表現にかんする、さらに多くの選択肢をさずけてくれるのです。自分という存在が一体化し、自分に開かれた多くの表現の道に気づく瞬間がこれからも数多くあるでしょう」（同）

## ●病気も「生命場」の乱れから起こる

「……ネガティブなエネルギーが〝結晶化〟したとき、わたしたちは病気になります。ぎゃくに、自然や霊魂の本質を理解したときに、健康でいられます。アコースティック・サウンド（自然音）を正しく利用することで、ネガティブなエネルギーを消失させ、深いヒーリング効果を生み出し、調和を高めることができるのです」（ママン）

**①他人を変えようというのは、まちがいです。②変えられるのは自分です。③瞑想しましょう。④気功を行いましょう。⑤太極拳をしましょう。⑥愛しましょう。⑦純粋な眼をもちましょう。⑧自然の法則を敬います。⑨自分を放ちましょう。⑩透明になりましょう。⑪謙虚になりましょう。⑫信じましょう。（タマドウの倫理）**

以下――。

サウンド・ヒーリング（音響療法）の根本をまとめます。

（１）「音」「色」「運動」の自然な波動が、魂を浄化、再生させる。

（２）だれも固有波動「基本音」をもち聴かせるとオーラを発する。

（３）サトル（微）エネルギーの妨害物が結晶化すると病気になる。

（４）自然音により、健康な細胞は活性化し、ガン細胞は消滅する。

（５）人間の「声」は、なによりも強力な『癒しの楽器』だった！

（６）「波動の親和性」を感じると細胞オーラは鮮やかな曼陀羅に。

（７）言霊が宇宙創造……母音が空間をつくり、子音が時間を生む。

# 第6章 「音叉療法」ツボ・チャクラに響きを送る

## ——鍼（ハリ）より、音（波動）が効果的

## 西洋医学の敗北、東洋医学の勝利！ 鍼灸《しんきゅう》は世界常識

### ●落ちこぼれ医者に未来はない

宇宙の存在は〝波動〟である。生命も精神も〝波動〟である。

そして、各々が固有の周波数で、振動している……。

宇宙は、絶対法則にもとづいて存在している。それが、固有周波数による〝波動〟なのです。

もっとも理想的な波動にある状態を、「道（タオ）」といいます。

「タオ」から外れれば、地球も自然も人間も〝病む〟のです。

それは、宇宙の基本の「周波数」からズレているからです。

人体の場合、ほんらいの周波数にもどしてあげる。すると人体は、自然の法則（タオ）に回復する。これが、「波動医学」の原点であり、「波動哲学」の原点でもあります。

近代から現代にかけて、西洋医学に完全に欠落していたのが、この波動の視点です。

ぎゃくに、東洋医学の根幹は、「氣」の概念です。

それはまさに氣エネルギー、つまり波動理念です。


**世界の哲学者が、東洋哲学にナダレを打っているのも当然です。**

**世界の医学者が、東洋医学に殺到し始めたのも、また当然です。**


この波動医学へ、世界の医学潮流（メガトレンド）は完全に変わり始めました。

自然治癒力を否定してきたウイルヒョウ以来の現代医学は完全な行き詰まりをみせています。

つまり、袋小路に迷い込んでいる。

彼らに欠落していたのはエネルギーの概念であり、波動の理論なのです。

現代人の医者たちの多くは、波動医学に無知、盲目です。

世界の医学潮流の潮目《しおめ》が変わったのです。彼らは、完全にその流れから取り残されています。

落ちこぼれの医者たちに未来はありません。

## ●日本は世界の落ちこぼれ

医療マフィア、ロックフェラーに〝洗脳〟された西洋医学者たちは、東洋医学を頭からケイベツしていました。「氣」の存在など迷信だとあざ笑い、「鍼灸」などは呪術扱いしていたのです。

ところが、科学技術の深化と進歩が、その鍼灸の科学性を証明したのです。

超高感度の温度センサーで、人体表面をスキャンする。それは、ほんのわずかな体温の変化も感知する機能が装備されていました。画像を見た医師たちは驚嘆します。

体表面に、わずかに体温の高い箇所が、光る点として連なっていたのです。

そして、それはなんと、漢方の鍼灸ツボ（経穴）と見事に重なっていた！

「『経絡』、『ツボ』は、存在した……！」

以来、現代の医学者たちは、積極的に鍼灸治療（アキュパンクチュア）を取り入れています。アメリカだけでも、数百もの私公立の鍼灸学校が、すでに存在します。それどころか、欧米では「手当療法」（ハンド・ヒーリング）に、医療保険適用があたりまえになっています。

欧米では、インテリ層やセレブには、ヨガ、瞑想はもはやあたりまえです。

また、知識層では菜食（ベジタリズム）はとうぜんで、それどころか、完全菜食者（ヴィーガン）が爆発的に増えています。人類の新たな〝目ざめ〟を感じさせます。

これら世界の潮流に、唯一、取り残されている。それが、わたしたちの日本です。

医学の面でも、日本は世界の落ちこぼれなのです。

## 音（波動エネルギー）を「経絡」「経穴」へ

### ●「経絡」「ツボ」「チャクラ」は？

鍼灸治療では、ツボに金属の鍼（ハリ）を打ちます。

ツボ（経穴）は、「経絡」の交差点です。そして、「経絡」は、氣エネルギーの流れる通路です。

ちなみに、「チャクラ」は、さらに大きな氣エネルギーの通路と出入り口です。

「経絡」がふつうの道路や路地だとすれば、「チャクラ」は高速道路でありインターチェンジです。巨大な「経絡」「ツボ」と考えればいいでしょう。

音響治療の世界的権威、ファビアン・ママンは断言します。

「……サウンド・セラピーは、鍼治療の理論に応用することができます。『黄帝内経』（紀元前一七三年、最古の医学書）のような古典的な鍼治療のテキストや『難経』（西暦一八〇年）には、人間の身体の健康をコントロールする『経絡』や『経穴』の関係性が詳細に書かれています。その後の、現代研究も含む臨床診療は、この驚くべきシステムの根本となる真実を証明しています」（『タオ・オブ・サウンド』より）

前述のように、最先端の診療機器が、古来から伝わる鍼灸理論を証明したのです。

図30 ■「音叉療法」は、ハリより10倍効果がある

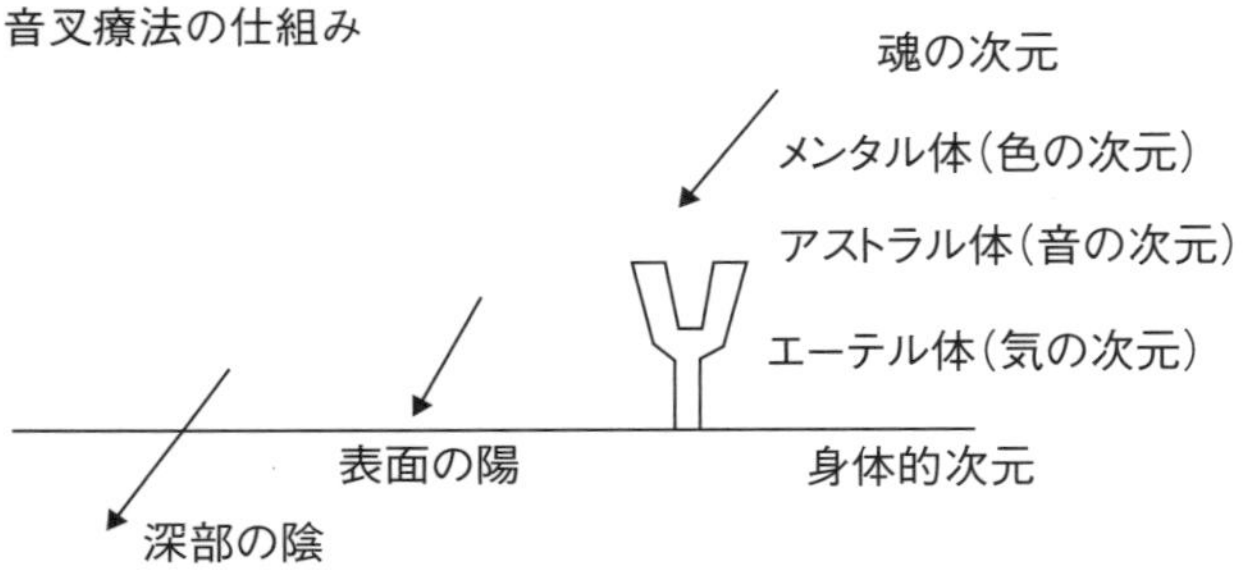


(出典:『タオ・オブ・サウンド』)

## ●鍼灸治療から音叉治療を考案

ママンは、ハリに変わる刺激治療として、「音」に着目しています。

「……おそらく古代の中国人は、〝音〟が、『経絡』のネットワークに及ぼす効果に気がついていたでしょう。しかし、この素材の臨床的な応用メソッドで活かすことはできませんでした」(前著)

伝統的な鍼灸には、二つのタイプがあります。

①**中国式**:ハリを「経絡」や「ツボ」の奥深くまで差し込みます。これは「経絡」の陰のエネルギーにアプローチしているのです。このやり方は、少し痛みが強く、患者の陰の気が生じるまでのあいだ、ボンヤリしてしまいます。

②**日本式**:ハリを刺すのは一ミリから最大二ミリです。陽のエネルギーをハリで引き上げます。その結果、患者はすぐに元気になります。

現在、世界のハリ治療は、この二つの流れが合わさったものです。

ママンが世界にさきがけて開発した音叉療法は、彼が日本で習得した鍼灸治療がベースです。振動して鳴っている音叉の柄の部分を皮ふの表面に当てます。そのまま音叉の波動を送り込むことで、肉体、臓器の「経絡」を刺激して、治療します。

つまり、乱れた臓器波動を、共鳴現象によって、ほんらいの固有周波数にもどすのです。

## 音叉はハリより一〇倍速く効く！

### ●カラーライトでエネルギー空間

段階的には、音叉はエーテル体、アストラル（感情）体を「氣」によって浄化するのです。その後、ペンライトをつかって音を定着させるために、それぞれのエレメント（図26、121ページ）の基本色を照らします。手のひらにペンライトで色の光を当てる。

なぜ、こんなことをするのでしょう？

「……古代の鍼師は、宇宙のエネルギーが作られるルートに直接、鍼を刺していました。今は、大気を汚染している電磁波に邪魔されて、宇宙とつながる純粋ルートが遮断されています。カラーライトは、（ツボの上に）エネルギー空間をつくりだし、音叉の『氣』が流れるようにします。音叉から生じる倍音は、宇宙のエネルギーが移動するための バイブレーションの川を作るのです」（ママン）

こうして、ハリに代わる音叉により、完全な共鳴が身体の内部と外部の両方で生み出されます。

彼によれば、この音叉テクニックによる施術は、鍼灸より一〇倍速く効果が生じる、という。

その理由は「音の振動のほうが、鍼が伝える振動よりも速いからです。通常、『氣』が『経絡』を流れるスピードは、一秒につき〇・五ミクロンです（本山博）。伝統的な中医学では、普通はハリを一か所に三〇分は刺したままにしておきます。しかし、音叉であれば、三分も必要ありません。また、若い世代の意識のほうが、音に同調しやすい傾向があります」（同）

## ●音叉は肉体を傷つけない！

音叉は、ハリより即効性がある！　それより重要なことがあります。
「音叉は肉体を傷つけない！」（ママン）
音叉を「経穴」に当てる。すると興味深い現象がおきます。
「経穴」が自分で判断して調整するのです。つまり「経穴」が、その波動を必要としていないなら、振動を〝押し返して〟くる。もし振動が必要なら「経穴」は音（振動）を吸い込みます。
これは、ハリでは起こらない現象です。
「……鍼は、どちらかといえば電子音のようなもの。長く残ると、臓器のエネルギーが消耗します。音叉は、このようなことはありません」（同）
鍼灸のツボに音（波動）を送り込む……と発想した彼は、おそらく世界初です。

それも、音楽家、鍼灸、気功、合気道などの体験をふまえています。

彼こそ、音響療法の歴史的パイオニアといえるでしょう。

彼の僚友ドミニク・エラウド医師も絶賛する。

「……鍼灸師の彼は、音叉と鍼治療の理論を合わせれば、ハリを使うことなく、おどろくような強力な効果を生み出せることを知りました。彼のすばらしい理論は、音叉の柄から『経絡』、細胞、DNAに振動が送られ、一方で、音叉そのもの（反対側）から生れる共鳴が、対応する『経絡』、エネルギー・フィールドに同様のメッセージを送り、ネガティブなパターンを生み出す根源を除去するのです。なんと素晴らしいアイデアでしょう」

## ●涙を流した中国人講師たち

ドミニク医師は、つぎのような感動的エピソードを紹介している。

一九九六年、ママンが中国・秦皇島市にある、智能気功創始者のパンミン教授が創立した気功と鍼治療のトレーニングセンターを訪問したときのこと。

ママンが、みずから考案した気功と音叉を組み合わせた治療テクニックを披露してみせた。

すると、周囲の講師たちは、涙を流してこう言った。

「……私たち中国人は、どうしてこのことに気づかなかったのでしょう。あなたは、わたしたちよりも、中医学のことを理解しています」

写真31　■ファビアン・ママンのクラシカル・チューニング・フォーク

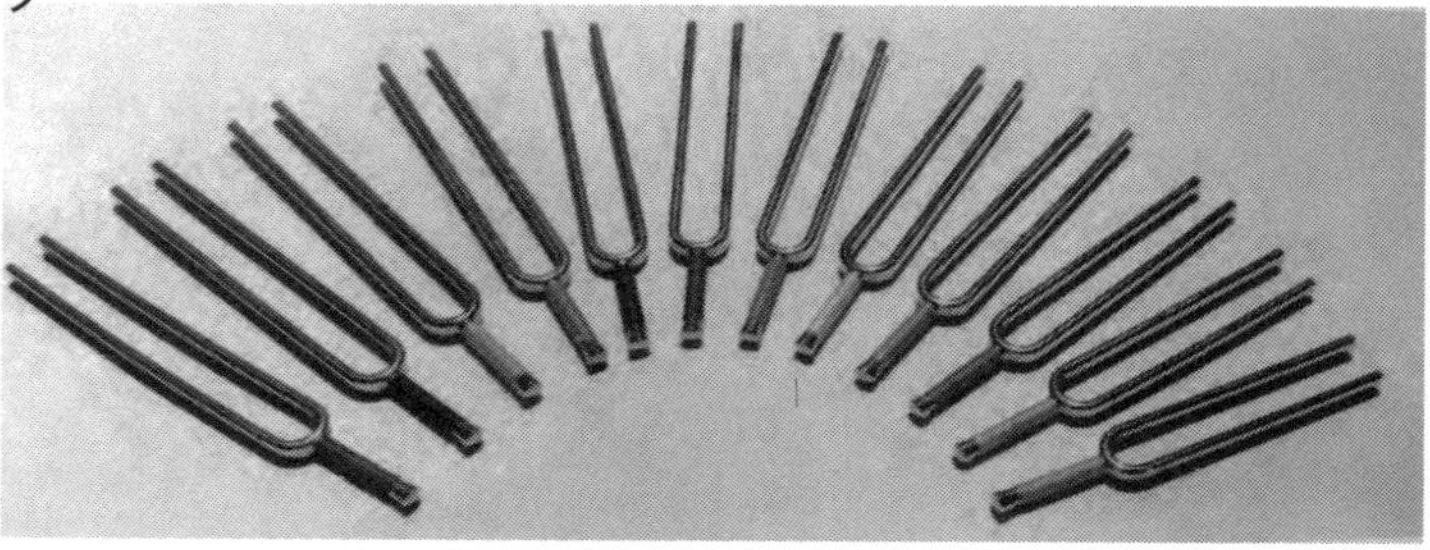

（出典：『タオ・オブ・サウンド』）

まさに、灯台下暗《とうだいもとくら》し。さらには、岡目八目《おかめはちもく》。部外者のほうが、本質を見抜く。

これは、医学だけでなく、あらゆる学問全体にいえることです。

## ●一二音階音叉で「経絡」に対応

ママンは、音叉療法を行うときの注意点を指摘しています。

「……音叉は、きちんと一貫性のある古典的な音階に調律していなければなりません。つまり、それぞれの音と音の間に、数学的な関係性があるのです。この関係性のなか、つまり音と音との間で、ヒーリングがおきます。音と音の間に存在する一貫性がハーモニーを生み出すのです。一貫性がないと、不協和や混乱が生じます」

具体的には、どんな音階が効果があるのか?

「……平均律のクロマティック・スケールは、一二の『経絡』に対応する一二の音として、わたしが唯一、つかっている音階です（つまり音叉は一二本）。数学的にも、エネルギー的にも完全に安定した音階は、それぞれの部位を正常な状態に落ち着かせます。それを可能にする正確な音のインターバル（五度と三度）を生み出すのです。また、この音階をつかうことで、音楽家たちは、サウンド・ヒーリングのセッションのなかで、自由に真の音楽を演奏することができるのです」

音叉療法に使用される音叉は、ピアノ調律に使われるスタンダードなA＝四四〇ヘルツより、一オクターブより低く調律されている。

これにより、音叉は深い共鳴をつくりだし、振動が身体に長く残るのです。

## 宇宙と共鳴し、患者を癒す楽器の誕生

### ●脊柱を響かせる〝魂の楽器〟

ママンが開発したのは、画期的な音叉療法だけではない。

さまざまな癒しのヒーリング・サウンドの楽器を考案している。

「……純粋な音から生まれるハーモニー（倍音）に気づくと、自分たちのいる宇宙と完全に共鳴することを再び可能にしてくれる楽器をつくる必要があります。わたしは、『タマドウ楽器』を作り、神聖幾何学の法則にしたがって、みずからの活動拠点にもどろうと思いました」

**モノコード・テーブル**

写真32　■チャクラ・サウンド・チューブは、ベッドで癒やす

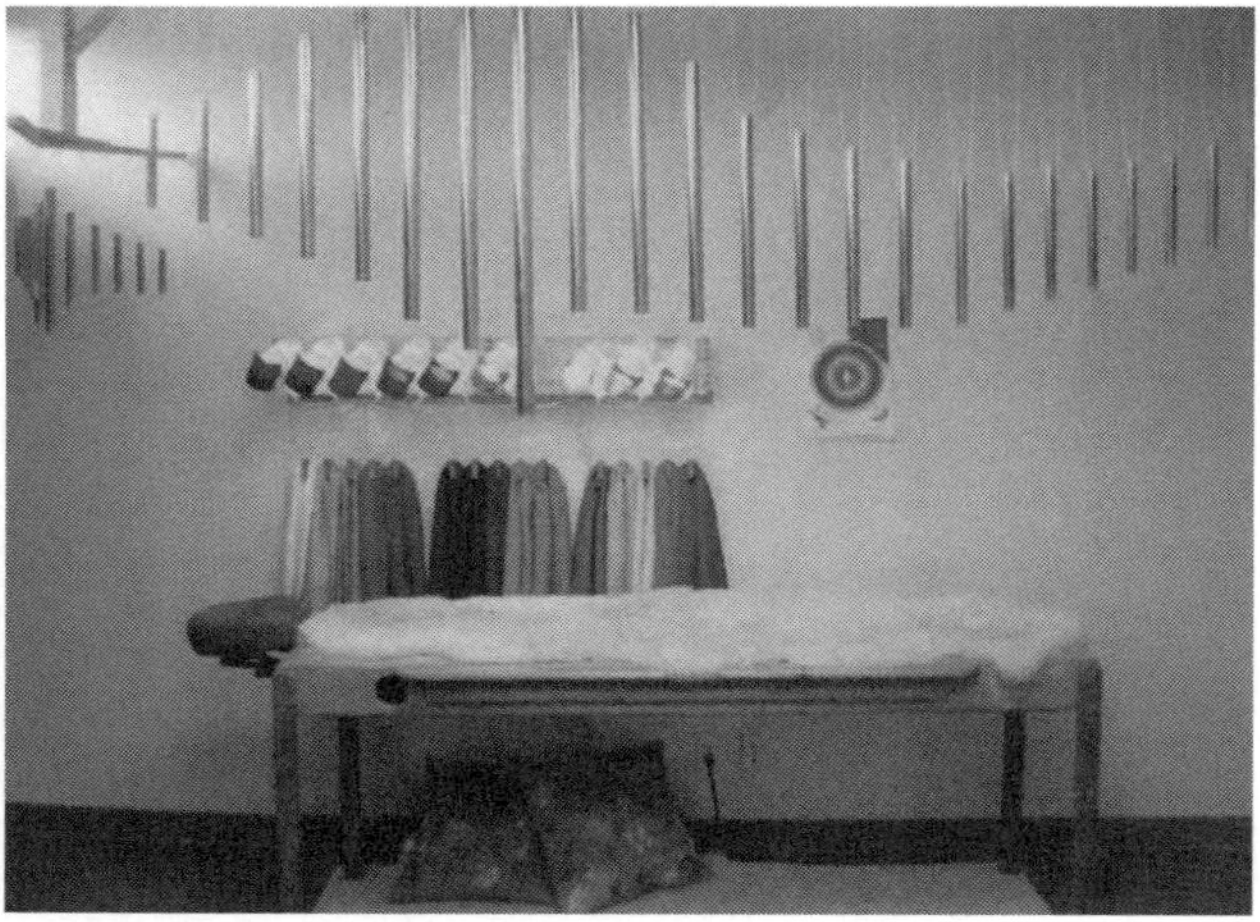

（出典：『タオ・オブ・サウンド』）

モノコードとは〝一弦〟のことです。

一弦琴を初めて作成したのは、古代ギリシャの哲学者であり音楽家であったピタゴラスです。彼はその一弦で、ハーモニー（倍音）理論を弟子たちに説明したのです。

ママンは、夢でピタゴラスに天啓を受けた。そして、作成したのがモノコード・テーブル。いわば、〝魂の楽器〟です。

モノコード（一弦）を五二本配置。弦は各々、調律されている。

「音を鳴らすと、大地から空に向かう対数的な振動につづき、倍音が生まれます。弦の相互作用は、見事なまでに調和した倍音をつくりだします。近づいて聴いてみてください。耳を傾けてください。天使の聖歌隊のような音が聞こえてくるでしょう」（ママン）

この楽器の音は「脊柱を響かせる」という。

わたしは、すぐに音響免疫チェア（第3章参照）を思い出した。ママンは、内堀氏とまったく同じことをのべている。

「……脊柱は、体のなかで、もっとも重要な反射区なのです。わたしは脊柱を倍音で直接、振動させるような自然音（アコースティック・サウンド）を響かせるのがよい、と考えました。この方法は、体の構造に影響を与えるだけでなく、周囲のサトルフィールドにも影響を与えます」

## ●「音は医学だ」（ピタゴラス）

ママンは夢でピタゴラスから天啓を受けた、という。それには深遠な意味がある。

ピタゴラスは、約二五〇〇年前のギリシャの数学者。「ピタゴラスの定理」は、あまりにも有名だ。その哲人がこう確言している。

**――〝音〟は医学である。病気は〝音〟で治療できる――**

この至言は、長いあいだ封印されてきた。しかし、近年、先進的科学者たちは、賢者の警句の正しさを実験で証明している。

▼細胞膜上に特定周波数を受信するアンテナ（一次絨毛）がある。
▼〝音〟を使って細胞レベルで病気を治療することが可能である。
▼ソルフェジオ周波数（五二八ヘルツ）はＤＮＡの傷を修復する。
▼同周波数は細胞を共鳴させ、石灰化した松果体等を正常に戻す。

# 第7章 「オルゴール療法」やさしい調《しら》べが脳幹を活性
## ——体温・免疫力アップ、ガン、糖尿病も治る！

「高血圧が治った」「自律神経失調症が改善」

### ●スイスオルゴールに魅せられて

オルゴールで、患者を治療する。聞いただけで、吹き出すひともいるでしょう。

しかし、この本をここまで読んだ方なら、「ありうるネ」とニッコリうなずくはずです。

「オルゴール療法」も、立派なサウンド・ヒーリングです。自然な階調とリズムは、生命（波動）を共鳴させ癒《いや》すのです。その深遠なメカニズムは、前章でくわしく解説しました。

「オルゴール療法」を開発、実践しているのは日本人です。

「日本オルゴール療法研究所」所長、佐伯吉捷氏。

この療法が生まれたきっかけも、ほほえましい。一九七五年、佐伯氏は、欧州旅行のとき偶然にオルゴールに出会う。音色も装丁も重厚なオルゴールに、心底魅せられた。

「……長男の胎教にスイスオルゴールがいい」とすすめられるままに購入。家族でオルゴールを楽しむ日々がつづいた。そればかりか、子どもの成育にもその音色が深く関わっていることを実感し、大人とももども心身が健やかで元気になれることを体感した。

彼は、「スイスオルゴール友の会」を結成。さらに、全国各地でオルゴールコンサートを開催するまでになった。それは一万回を超えるというからスゴイ。まさに、ハマるというやつで、趣味がこうじてライフワークになってしまった（『自然食ニュース』２０１１年８月号より）。

## ●心身不調を癒す未来の根本療法

オルゴールを聴いたら……「体調がよくなった！」「高血圧が治った」「自律神経失調症がよくなった」。そういう声が数多く寄せられるようになった。

佐伯氏は「オルゴールの音に病気を癒す効果がある！」と直感した。

彼は、音楽の愛好から、病気の治療へとさらに研究を深めた。

一九九〇年、オルゴール療法研究室を設立。「オルゴールの脳波への影響」「高周波・低周波の測定」「アルファ波の測定」などを検証。これら検証論文は、五つの医学会でも発表され、大きな注目を集めた。

自信を深めた彼は、二〇〇三年、「日本オルゴール療法研究所」を設立。翌年には、大阪市梅田に「オルゴール療法」本部を開設、じっさいに、患者に施術を行っている。

彼はこれら実績をふまえ、自信をもって明言している。

「……『オルゴール療法』は、心身の恒常性をとりもどす根本療法であり、未来の健康法です」

## 耳に聞こえない音が病気を癒している

### ●「脳幹」の血流を促進する

佐伯氏は、オルゴールを聴いて体調がよくなった――という多くの感謝の声に接しても、それは音楽のせいだろう、と思っていた。音楽療法は、日本でも五〇年以上の歴史がある。代替医療として海外でも注目、実践されている。

しかし、ある医学情報が耳に入ってきた。

「……耳には聞こえない高周波と低周波の『音』『響き』が、『脳幹』の血流を促進する」

コレだ！　彼は確信した。オルゴールにも、耳には聞こえない「音」が出ているはずだ。思い込んだら行動は速い。大阪大学にスイス製七二弁のオルゴールを持ち込み、発生する周波数を測定した。すると、思ったとおり！

「オルゴールの響きには……熱帯雨林や深い森にある……周波数と同じ三・七五ヘルツという低周波から、上は一〇万二〇〇〇ヘルツ以上という超高周波まで出ていた……！」（図33上）

## 図33　■オルゴールの音は10万2000ヘルツ以上の超高周波まで測定された（※印）

**スイス製３曲72弁の周波数測定（高周波）**　A：**CH1 Pwr Spec**

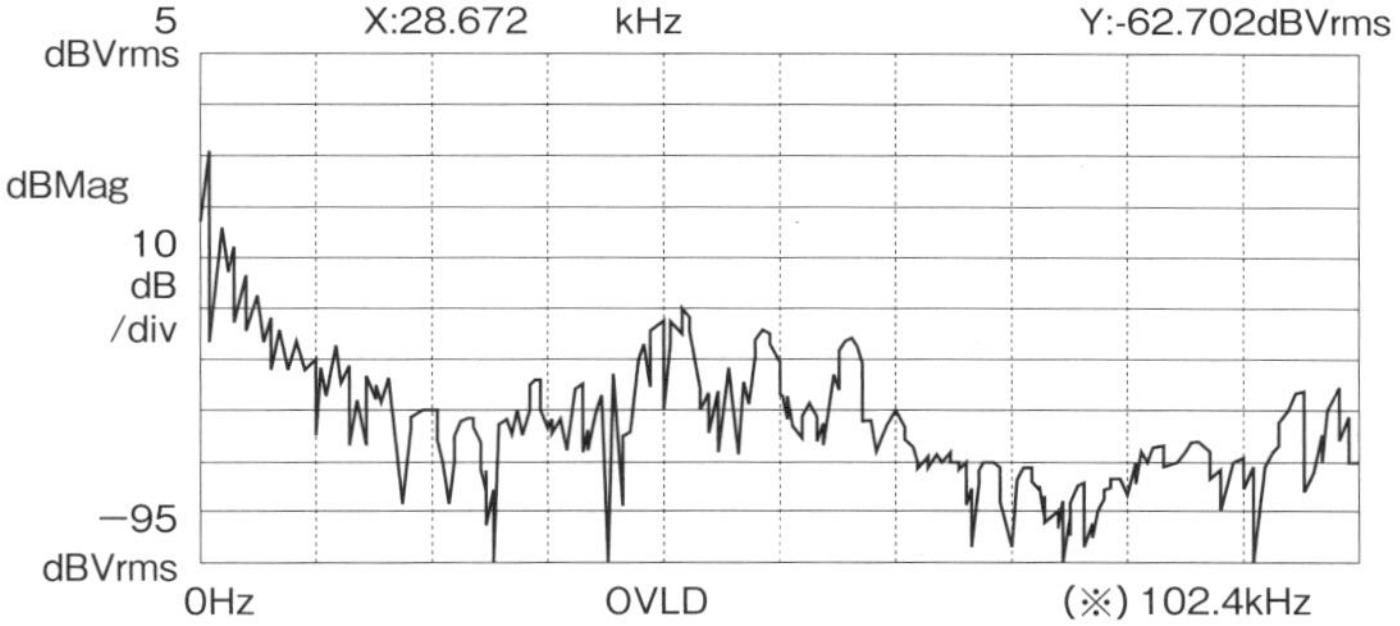


■測定場所／大阪大学産業科学研究所無音音響室　1998.8.19
■測定器在／Huwlett Packard 35670A FFTアナライザー
■測定結果／100kHzの高周波検出

### ■人の耳に聴こえない20Hz以下に、豊かな響き……

**スイス製３曲72弁の周波数測定（低周波）**　A：**CH1 Pwr Spec**

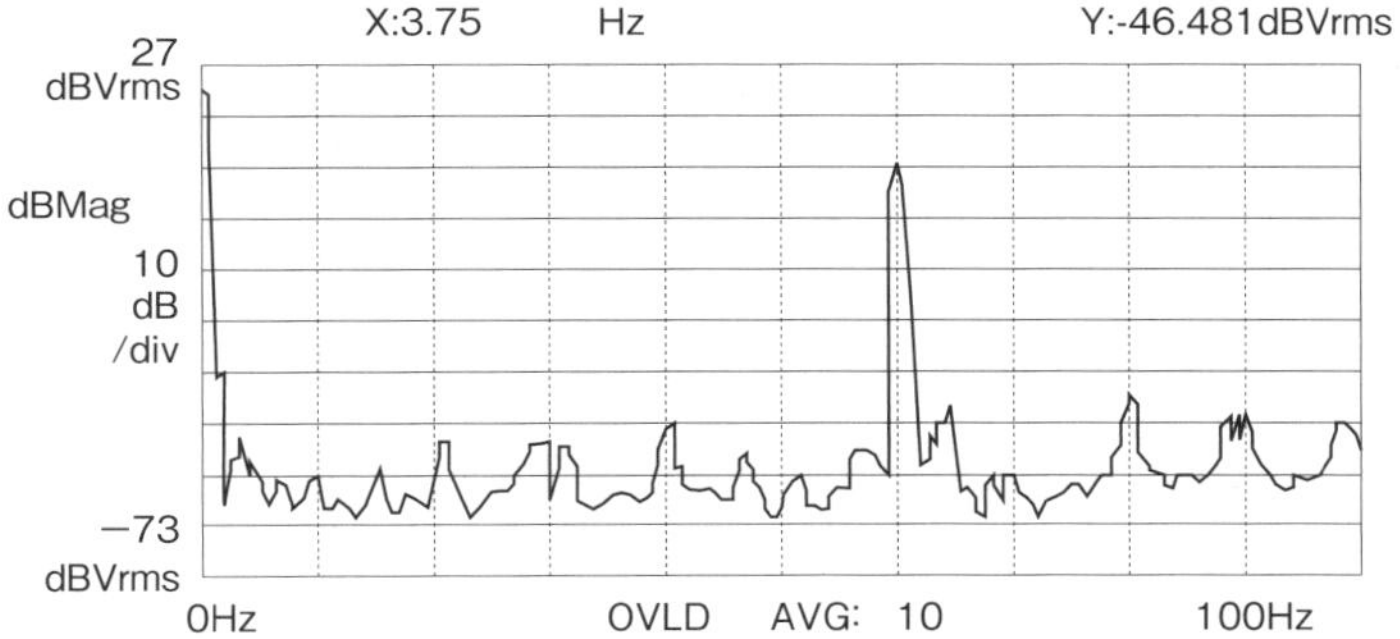


■測定場所、測定器在共に同上
■測定結果／3.75Hzの超低周波検出

（出典：『オルゴールは脳に効く！』実業之日本社）

## オルゴールは、「森の音」と同じような自然音だった……

### ●〝響き〟がないと人は即死ぬ

オルゴールの自然音が癒しの効果を上げている理由を、佐伯氏は語る。

「……海底で、わたしたちの祖先は生まれ、海の中、海岸、森の中、熱帯雨林の世界で進化してきたといわれます。海の中でイルカやクジラが何十キロも先の仲間と交信しているのが超低周波です」

音響療法のメカニズムを生物進化からたどっているのです。

これは、心音療法の三角医師と通じます（第4章参照）。さらに、人類は進化している。

「……太陽光線など宇宙から〝波動〟がやってきています。それが、地球の空気に触れたときに〝響き〟となった。これを原始として〝音〟というものになった。それを素材にして〝音楽〟が生まれた。それなら、進化してきたわたしたちは、〝音〟がないところでは即死ということがわかりました。脳幹に〝響き〟を感じられなくなったときに脳死となり、〝響き〟のないところでは即死となるそうです」

佐伯氏のいう〝響き〟は、まさに氣エネルギーそのものです。

「……つまり、水や空気、食べ物よりも、基本的に生命を維持するのに必要なものは、〝響き〟

であることがわかります」。なぜなら「脳幹が〝響き〟で維持されている。それは、生命維持の基本である」からという。

## 超低周波と高周波カットした電気音はアウト！

## ●〝欠点〟はすべて長所だった！

オルゴールの誕生は古い。二〇〇年以上も昔に、スイスで一号機が完成している。

それは、優しい癒しの調べとともに、世界中に普及していった。

しかし……、その一〇〇年後にエジソンが蓄音機を発明し、急速に廃《すた》れていったのです。蓄音機もやがて廃れ、テープレコーダーを経て、デジタルの電子オーディオ機器がいまや全盛をきわめいます。

佐伯氏は、強調する。オルゴールが蓄音機に負けた六つの理由こそ、「オルゴール療法」には不可欠のメリットである……と。

### ①箱の中から音が出る

小さな箱から音が出るので、集中治療室でも持ち込め、「オルゴール療法」が可能となる。

それだけ手軽ということは、それだけコストがかからないことを意味する。先進医療の医療代

図 34　■高周波・低周波を含む音こそ脳幹に響く

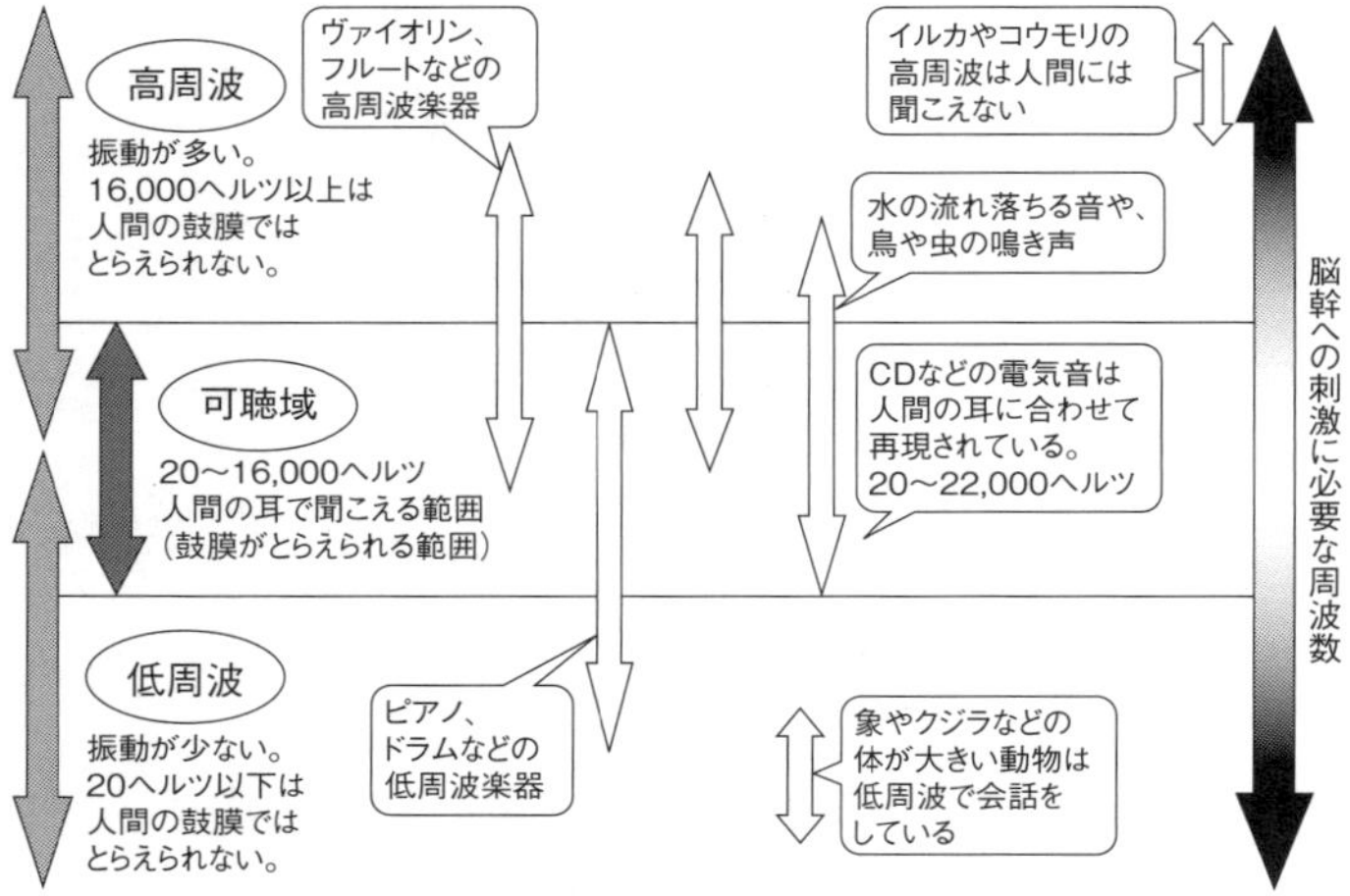


（出典：日本オルゴール療法研究所資料）

金は、数億、数十億円するものすらある。
オルゴール療法は、きわめて安上がりな治療法なのです。

**②ゼンマイを巻くだけで生演奏が可能**

電気再生音との決定的ちがい。

人の耳で聞こえる範囲は、二〇〜二万ヘルツまで。CDなど人工的再生音は、この「可聴域」しか音が出ていない。

だから、〝響き〟は脳幹に届かない。

脳幹部の血流を回復することができない。

自律神経を正常にできない。

「お猿の赤ちゃんの脳には、電気の音は届かないことが証明されています。胎教には生の音でなければならないのです」（佐伯氏）

**図34**は、「脳幹への刺激に必要な周波数」を示している。CDなどの「可聴域」

周波数は、脳幹に届かない。

脳幹血流が活性化すれば、自然治癒力、免疫力が高まり、結果的に病気治癒につながります。

## ●自然音で脳はα波でリラックス

### ③倍音がいっぱい出ている

「倍音」とは「音の音の重なりによって、演奏していない音が発生する現象。合唱や楽器の演奏などでも、まれに発生する。『天使の声』と呼ばれ、最高の演奏状態のときに生まれると言われる。同じようにオルゴールも、美しい響きのかさなりが倍音を発生させやすい。つまり、オルゴールの音のほうが、脳幹にたっしやすい」（日本オルゴール療法研究所、解説）

「倍音がいっぱいなのは森の音と同じ、葉っぱのざわめき、木々のこすれる音……獣や鳥の鳴き声などの複合的な音がいっぱいある世界です。だからオルゴールは、単音より、たとえば音響弁も一四四弁に上げたほうが、さらに重なる音……倍音がいっぱい伴います」（佐伯氏）

### ④くりかえしとテンポで脳は休まる

「オルゴールのくりかえしは、音楽療法に欠かせません。だんだんテンポが遅くなるのも脳を休めます。副交感神経を優位にし、リラックスできます。一五分〜五〇分かかって止まるのもありがたい。たとえば、一五分後に止まれば、リラクゼーションの極致にたっして熟睡できます」（同）

図35　■リラックス効果で、脳梗塞患者も改善した！

**健常者例**

オルゴール提示**前**　　　　オルゴール提示**後**

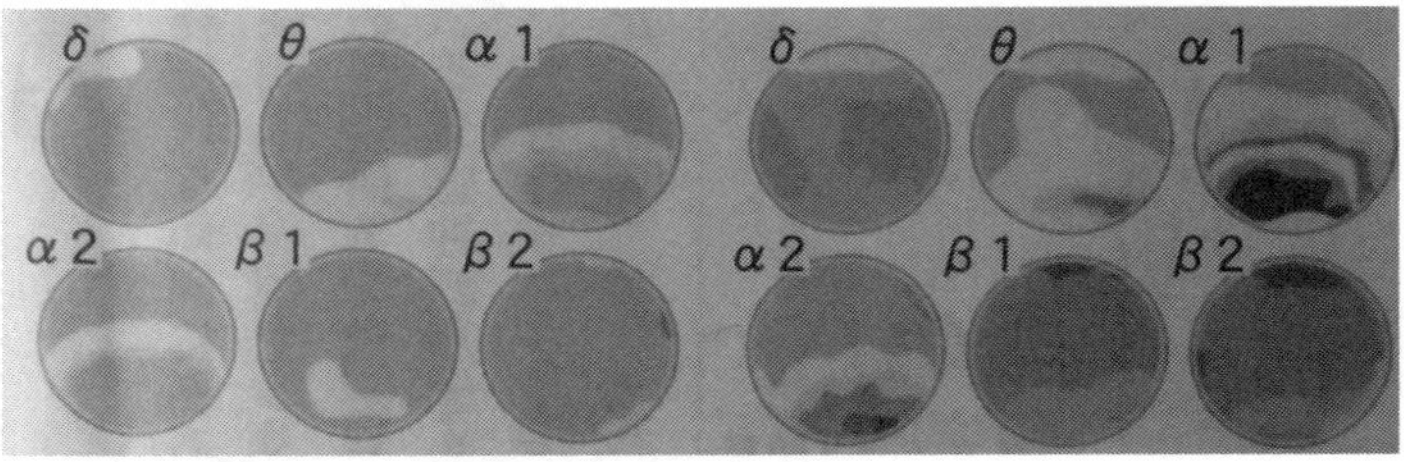


リラクゼーションを得られた場合での典型的な脳波の変化です。
※後頭部にα波が出現し、α波の遅い成分（α1）と速い成分（α2）が混じり合っている状態です。

**患者症例**

オルゴール提示**前** ──────→ オルゴール提示**後**

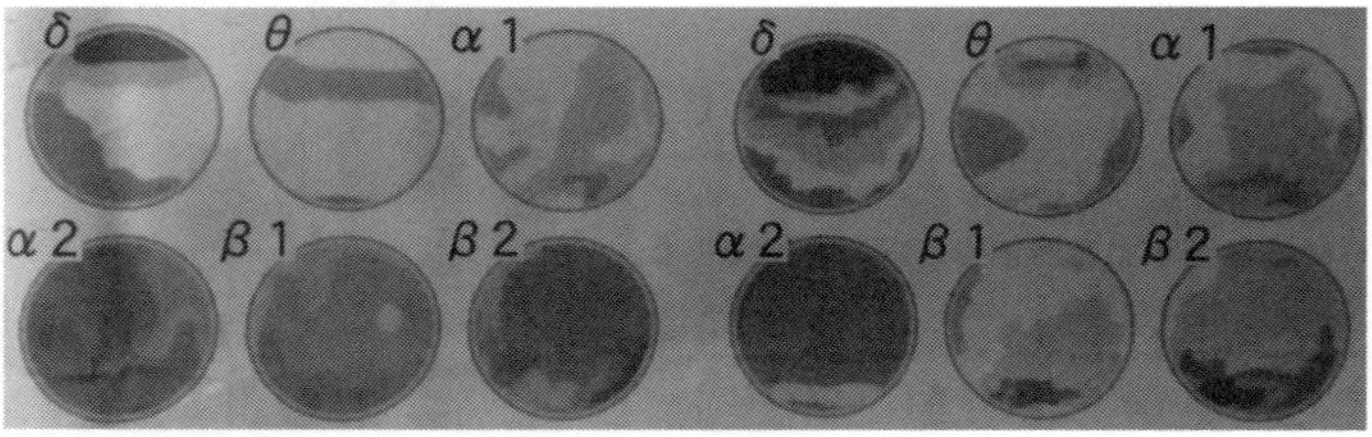


脳梗塞の後遺症を持っておられる方のデータです。
※オルゴール提示前では、α1波が後頭部に分布していますが、左に少なく偏りがあります。しかし、オルゴール提示後では、α1のパワーが増大しており、左側にも分布し、偏りがある程度是正されています。さらにβ1、2のパワーが増大しています。そして、オルゴール刺激が終了しても、その効果は持続することがわかっています。

脳波測定：関西鍼灸短期大学

（出典：『オルゴールは脳に効く！』実業之日本社）

### ⑤美しい音色が情緒を高める

情緒は安定し、脳波はフルファ波に満たされる。記憶の底から、懐かしい思い出を引き出してくれる。

**図35**は、「オルゴール療法」前と後の被験者の脳波の変化です。

上は健康な人の脳波。明らかに、アルファ波が顕著に増大しています。

下は脳梗塞の後遺症のある患者。α1、α2波のパワーが増大。かたよりも補正されています。β1、2もパワー増大。この患者は「オルゴール療法」が終わった後も、効果は維持されていました。

## これならガン、糖尿病、認知症も治ります

### ⑥体温が上がり免疫力が強まる

「オルゴールを聴くと体温が上がる」

ふつうのお医者さんなら、鼻で笑うでしょう。ところが、事実なのです。

被験者全員の体温を測定すると、オルゴールを聴いたあと全員の体温上昇が確認されました。

たとえば、モーツァルトの曲、三曲を六〇代の女性に三〇分間聴かせただけで、体表面温度が上昇しています。鼻は二・〇℃、手は二・四℃も上がっています。

「……『オルゴール療法』を体験されているほとんどの方が、体が熱い、手足が温かい、汗をかく、涙がとまらない……などとおっしゃいます。うつ病に冷え症とアレルギーを混合して発症していた女性は、『オルゴール療法』一か月で、ほとんどの症状が改善され、現在、体温は三六・八℃をキープしています。冷え性が改善し、平均体温が上がり、血液循環が正常になる。すると、体内のすべての器官がうまく作動するのではないでしょうか」(佐伯氏)

この体温上昇効果は、ガン治療にも最適です。

「オルゴール療法」は、ガン患者にも福音をもたらす。わたしは確信しています。

さらに、体温上昇は、いちじるしい血流改善の証しです。

よって、糖尿病や認知症治療などにも、効果があることは確実です。

医者と製薬会社にだまされ、〝毒〟のクスリ漬けのひとは、すぐに頭を切りかえるときです。

参照:『自然食ニュース』No.453、『オルゴールは脳に効く!』佐伯吉捷著、実業之日本社

■問い合わせ先:日本オルゴール療法研究所　東京日本橋本部

〒103-0021　東京都中央区日本橋本石町3-2-6

電話:0120-700-704

# 第８章　「シンギング・ボウル」心が落ちつく病を癒す
## ――チベット密教の法具が、しずかなブームに……

## ヒマラヤ寺院、魂を清める真音の響き

### ●修行場を清め瞑想を深める

「シンギング・ボウル」が、しずかなブームです。

ルーツは、チベタン・ボウルです。チベット密教の法具として古くから使われてきました。

いわゆる音響楽器として販売されています。

しかし、たんなる楽器ではないことは、いうまでもありません。

ちなみにチベット仏教では、瞑想や祈りなどの修行の場に、さまざまな音響法具を取り入れています。「ティンシャ」もそのひとつです。ヒマラヤの寺院では、場の浄化や瞑想からさめるさいに使われます。両手に一つずつぶら下げて鳴らすか、片方をぶら下げ、もう片方を直接もち、それをぶつけて鳴らします。

写真 36　■「瞑想」に静かなブームのシンギング・ボウル

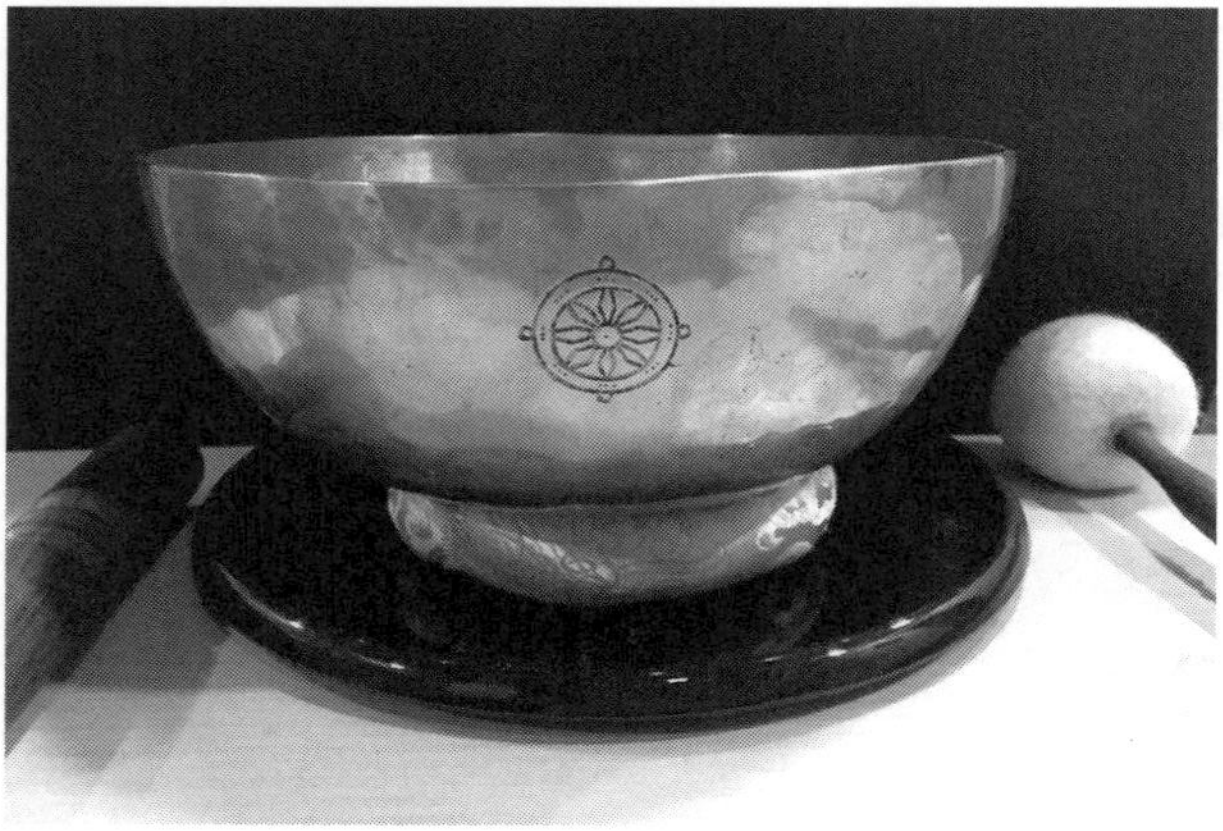

写真 37　■チベット寺院の法具のひとつ、著者愛用の「ティンシャ」

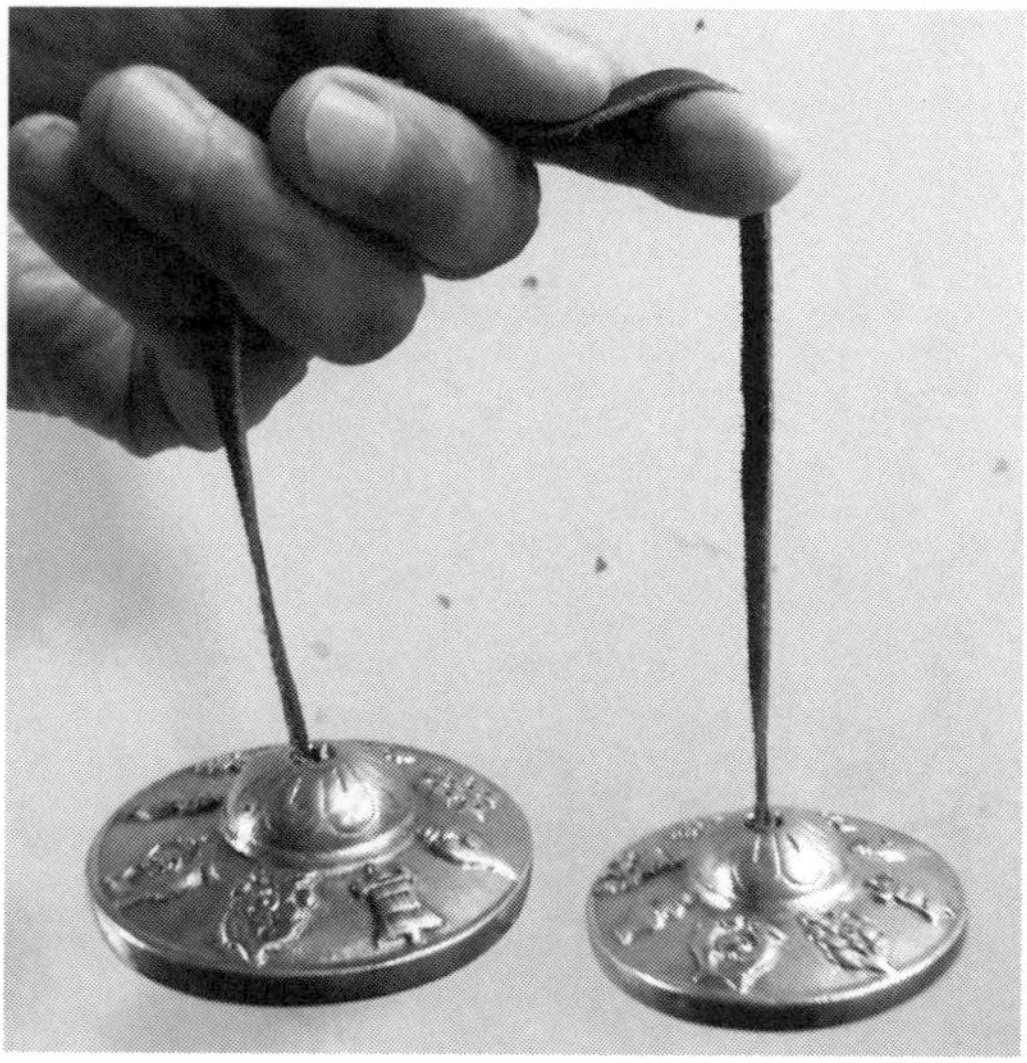

**写真37**は、わたしの愛用の品。価格は四〇〇〇円なり。執筆に疲れたときに鳴らすと、じつに澄み切った高音がたちこめ、心にしみ入ります。ほんとうにウソのように疲れが消えていくのです。

## ●現代人にこそ必要な音色

チベタン・ボウルも、僧侶たちが修行や祈りのときに鳴らして、場や魂を清めるのです。ストレスまみれの現代人には、これらチベット密教の聖者たちが心身を清浄にした法具が必要なのではないか、と思えます。

まずは、論より証拠。体感すると、だれもがビックリするでしょう。体中に癒しの音色がしみいる……。こんな体験は、テレビやCDからの音楽では、ぜったいに味わえません。

この「シンギング・ボウル」は、じつに奇妙な〝楽器〟というしかありません。なにも知らなければ、真鍮製の大きめのお椀です。ところが、心棒でその周囲をこすっていると、あら不思議……じつに深遠な音を奏で始めます。

その音は、天空から聞こえてくるのか、と思えるほどです。

まさに、この世のものとは思えない響きです。

さらに、バチで叩くと、これまたなんともいえぬ音色で魅了します。

チベット仏教の寺院では、修行僧たちが、瞑想に入るときなどに鳴らして、心身を静めているのです。

## ●音楽で得られない癒し効果

瞑想に入るときに鳴らされるチベタン・ボウル……。

なら、精神安定効果があることは、だれでもわかります。

じっさいにその調べを聴くと不思議なくらいに心身が満たされ、安らぎ、落ち着くのです。

これは、他の音楽ではまったく得られない身体感覚です。

なぜ、チベタン・ボウルが今、急にブームになっているのでしょう？

それは、音楽では得られない癒し効果があるからです。

さらに、チベット寺院の修行でわかるように、深い瞑想にいざなってくれるからです。

瞑想は、心身の理想の調和をもたらします。

日常のストレスに疲れた現代人にふさわしい、癒しのグッズといえるでしょう。

「シンギング・ボウル」の癒しの音を受け止めるには、準備と心がまえが必要です。

本来は瞑想と祈りのための宗教法具です。

それなりの厳《おごそ》かで静かな環境が必要です。

ガムをくちゃくちゃ噛んだりしながら、聴くようなものではありません。

## 不可思議、神妙な音色に癒される

### ●縁をこすると深い響きが

**（１）座禅を組む**：静かな空間で、胡座《あぐら》をかき、座禅を組みます。お尻をしめ、背筋を伸ばし、腹式呼吸でゆっくり長く息を吐きます。これをくりかえし、気持ちを落ち着かせましょう。

**（２）「ボウル」を鳴らす**：左手の上に乗せます。心棒でボウルの外側の縁に沿って、押しつけるようにしながら、ゆっくり回します。

力を抜いて、回しつづける。すると、ボワーン……と、じつに心地好い音がたちあがります。

だれもが、心身の癒しを感じるはずです。生まれて初めて！　びっくりするかたもいます。

どうしてこんなに気持ちよい音色なのでしょう？

それは、ボウルの内側に音が反響して、豊かな倍音が響きあがるからです。

倍音の生理的・心理的な効果は、これまでなんどとなく述べてきました。

心棒を回す強さや速度を加減すると、それに合わせて、変化に富んだ音色を楽しむことができます。ＣＤや電子音などでは不可能な倍音が、ボウルから立ち上がり、室内を満たすのです。

じつに落ち着きます。心が安らぎます。これは、聴いたひと全員がそう感じるはずです。

万病が癒されることも、まちがいありません。

## ●病気を治す立派な波動医療器

**(3)「ボウル」を叩く**：「シンギング・ボウル」の楽しみは、回して音色を発生させるだけではありません。心棒で縁を叩いても、まったく異なった深い音を発します。

お寺の鐘にどこか似た、奥行きのある響きです。

市販「シンギング・ボウル」には、**①ストレス解消、②創造性活性化、③リラックス効果**がある、といわれています。

疲れたときなど、「シンギング・ボウル」を奏でると、疲れがスッととれるのを実感します。

つまり、副交感神経を優位にして、血圧、心拍、血糖などを下げ、リラックスさせる〝治療効果〟があるのです。

チベット寺院で、病の癒しにも用いられてきたことは、まちがいないでしょう。

つまり、「シンギング・ボウル」は、立派な波動医療器なのです。

むろん、その治療効果をうたって販売したら、現在の日本では違法になります。

だから、楽器として販売されているのです。

しかし、そのおどろくべき治療効果を、あなたは確信して用いるべきでしょう。

「シンギング・ボウル」を紹介するブログ『ほとけ便り』では、どんなときに利用すればよいかについて、つぎのようにアドバイスしています。

**①1日の始まりに。②仕事や不眠で疲れ気味のとき。③気持ちが落ちこんでしまっているとき。④気持ちがざわついてしまって落ち着きたいとき。⑤集中力を出したいとき。**

手元に一つあれば、「シンギング・ボウル」は、長い人生の〝友〟としてあなたをはげましてくれるでしょう。

## 高級化した「シンギング・リン」音が冴える

### ●倍音が重複して鳴り響く

「シンギング・ボウル」にさらに改良を加え、ハイクオリティに高級化したものが「シンギング・リン」です。これは、チベタン・ボウルに、日本古来の仏教でつかわれてきた「お凛《りん》」の長所をとりいれて作成されたものです。

「……その音には、多くの『倍音』を含んでいます。つまり、高周波から低周波まで、可聴域を超える幅広い音域の音が同時に奏でられます。その意味で、人間だけでなく、いろいろな物質にも影響をあたえます」（商品説明より）

ここでいう「倍音」とは、「基本の音」（基音）に対して、二倍、三倍と整数倍で鳴り響く音のことです。さらにそれらが重複して、奥深い響きが醸し出されます。

写真 38　■日本の職人芸が仕上げた精巧なシンギング・リン

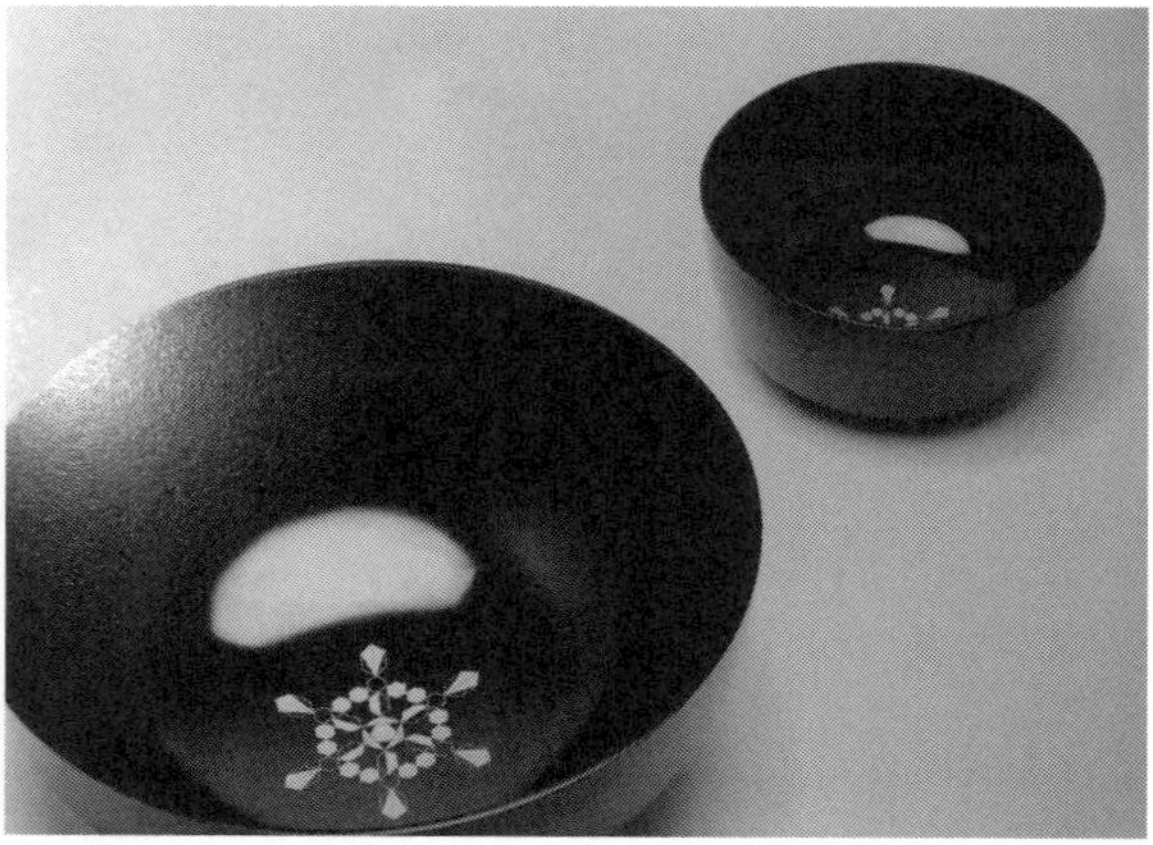

それは、生命波動と共鳴し、乱れたリズム、波形などを整えるのです。

これは、オルゴール療法とも通じる癒し効果です。

## ●職人芸の「調音」「漆」仕上げ

「……『シンギング・リン』から奏でられる響きは、調和の音色です。心や体に感じる不協和音は、リンの倍音が振動し共鳴することで調和して、ほんらいの状態にチューニングされ、心身ともに安らいだ状態を感じられるでしょう。これは、「シンギング・リン」の音色を聴くと、脳波がβ波（一二ヘルツ以上／覚醒時）から、α波（八～一二ヘルツ／瞑想時）やθ（シータ）波（四～八ヘルツ／深い瞑想時）に代わり、さらに前頭葉にα波があらわれることによるものと考えられます」（同）

「シンギング・リン」は、他の「シンギング・ボウル」にくらべて、価格は高めです。

しかし、それだけのことはありそうです。

①日本の伝統工芸の技術を生かした「漆」焼き付け塗装仕上げ。
②三六〇度、全方向で「調音」された職人芸による正確な形状。
③驚くほど長く、響く、豊かな「倍音・共鳴音」が、特徴です。
④独自合金を使用、繊細な振動と、美しい音色を響かせます。
⑤緻密な長音技術が醸しだす〝サウンド・レゾナンス〟現象。
（商品パンフ参照）

## ●他のリンも共鳴する空間

この〝サウンド・レゾナンス〟現象とは、音の共鳴現象のことです。

「シンギング・リン」は、ミクロ単位で精緻に製造されています。そのため、同じ種類の「シンギング・リン」の音色は、まったく同じ。だから、どのリンを奏でても、近くにある他の「シンギング・リン」も共振、共鳴して倍音が鳴り、神秘的な音空間が生まれます。

他のリンではみられない共振共鳴現象（ハーモニック・サウンド・レゾナンス）です。

複数のリンが共鳴しあって鳴る……という神秘的な現象は、新たな癒し空間をも創造します。

つまり、リン同士のセッション（合奏）が、わき起こる。

シンギング・リンを、身体のまわりに複数並べて配置し、共鳴させる。すると――。

「倍音の精妙な音のドームに包まれ、至福の快感を体験できます」(同)

さらに、「シンギング・リン」の倍音振動で、身体をトリートメント（手入れ）する。

通常はケアできない体の深部まで、癒しの波動が染み入るのです。

「音と振動が身体のすみずみまで響き、全身の細胞が喜んでいるような不思議な感覚を体感させてくれます」(商品パンフ)

## ●水面に六芒星が出現！

「シンギング・リン」には、さらに不思議な現象があらわれます。

**①水のダンス、紋様**：まずボウルに水を張る。そして、やはりバチで音を奏でるように叩いて鳴らすと、水面から水が、まるで踊っているかのように、ダンスをするかのように、飛沫が高く飛び跳ねます。

「……わたしたちの身体を構成する約七〇％の水分も、この水のように活性化されると考えられます」(商品パンフ)

さらに、小バチで縁の周囲をやさしくこすって奏でると、水面になんと美しい六芒星の模様があらわれる！　古来から伝わるこの神秘的な図形は、宇宙の真理と深い関係があったのです。

**②頭にかぶる**：ボウルを頭にかぶります。お坊さまの網代笠《あじろがさ》のようです。

こうして、「シンギング・リン」を奏でます。わたしも体験してみました。

小バチで開発者の和真音《かずしおん》さんが、直接、奏でてくれます。

すると、実に不思議な奥深い音が頭のなかから周辺にわき起こります。それは、遠くへ近くへと、まるで見えない波のように、寄せては引き、引いては寄せるのです。

この音響体験は、じっさいに体感してみないとわからないはずです。

はやくいえば、宇宙の根源の癒しの響きに頭から全身が包まれる……。

「……豊かな倍音が、骨伝導によって直接体内に振動し、美しく心地好い音色が聞こえてきます。同時に声を出すと、頭に響き、とても心地好いです」（パンフ）

**③横になってのせる**：体の上にボウルをのせて奏でます。まさに、音響ヒーリングです。のせる場所は、胸（胸腺）、下腹（丹田）、腰（腰椎）、背中（脊椎）、さらには足の裏（ツボ）などです。そこから、「経穴」を通じて倍音の波動エネルギー（氣エネルギー）が送り込まれます。

**④複数リンが共鳴する**：周辺に、複数の小型シンギング・リンを配置すると、お互いに共鳴しあい、えもいわれぬ癒しのサウンド空間になります。

〝ドレナージュ効果〟と呼ばれる現象です。商品パンフの解説です。

「まるで、〝音の温泉〟に入ったようなリラクゼーション効果を味わえます。同時に複数並べて奏でると、豊かな倍音が見事に共振・共鳴するサウンド・レゾナンス効果を体感できます」「倍音の精妙な音のドームに包まれ、至福の感覚を体感できます」

**⑤身体トリートメント**：リンの倍音振動で、身体全体をケアします。とくに、ツボ（経穴）に近

図 39　■複数のボウルを配置すると、共鳴しあい“ドレナージュ効果”が生まれる

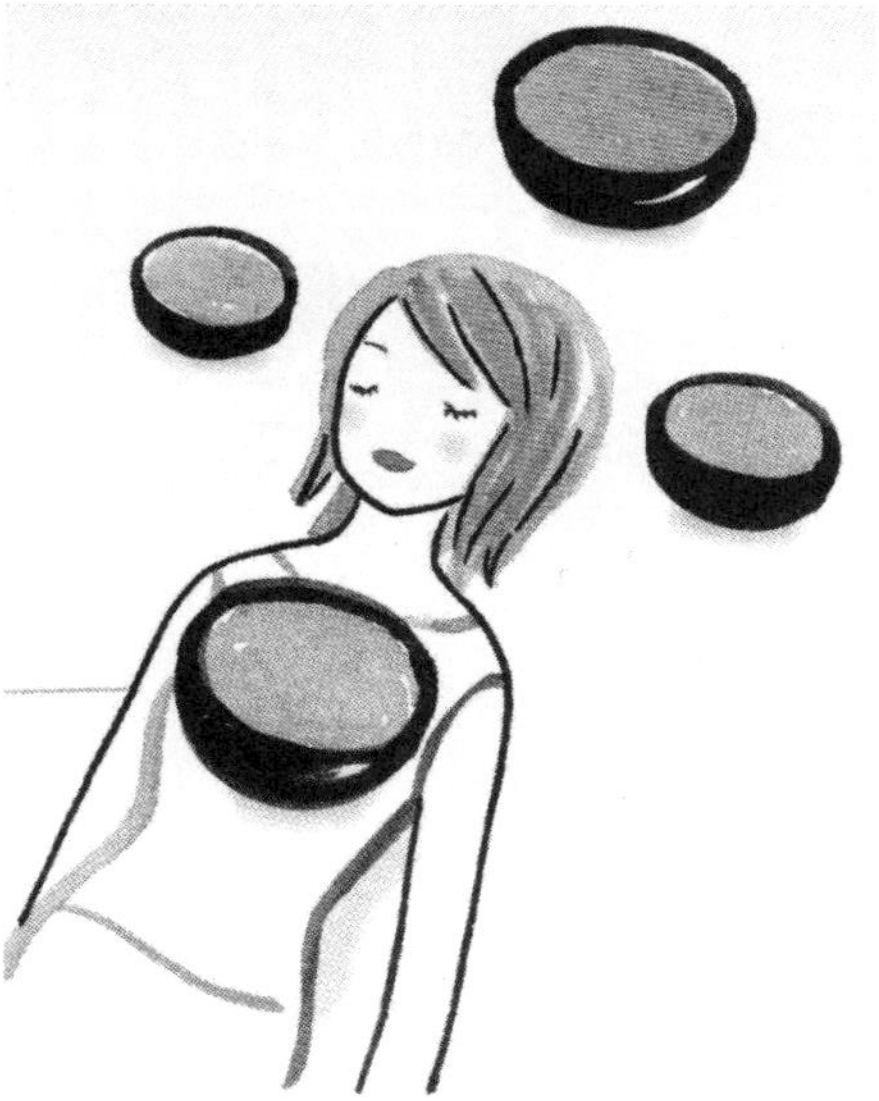

（出典：『シンギング・リン、商品説明書』より）

図 40　■「シンギング・リン」を聴く前（左）と聴いた後（右）の変化

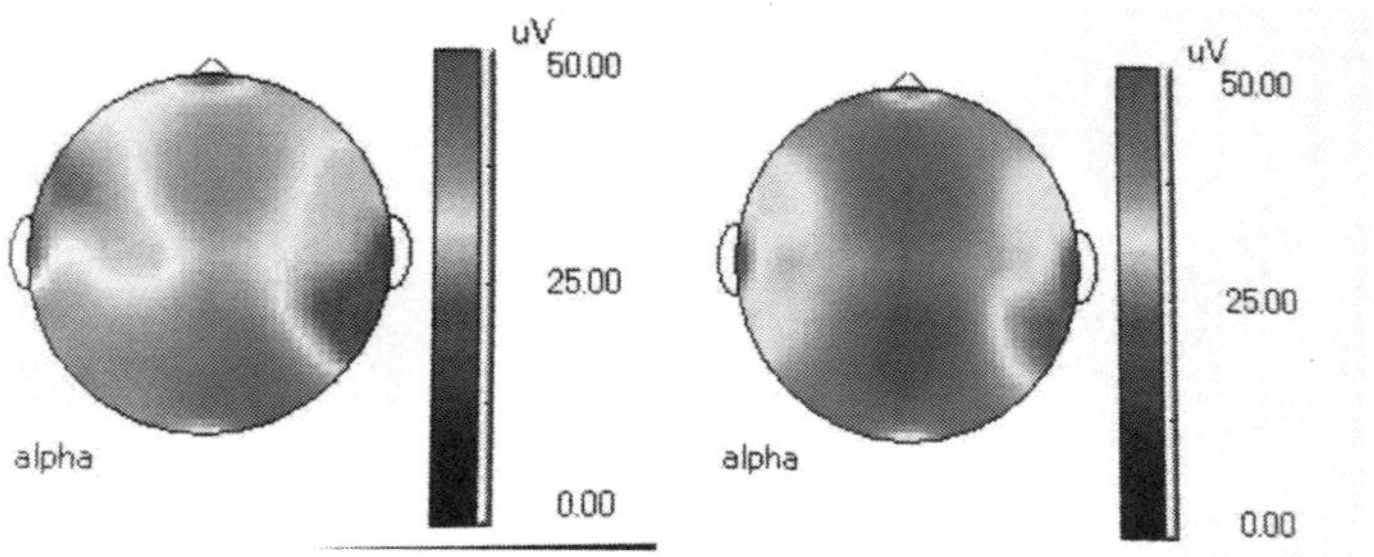


シンギング・リンを聴く前（左）と、聴いた後（右）のアルファ波（脳波）の様子。

付けると、そこから波動振動が氣エネルギーとして、深く身体の内部に入っていくはずです。

ママンの開発したサウンド・ヒーリングに通じるでしょう（第5章参照）。

**⑥リラックス効果**：「シンギング・リン」も、最大の効用はリラックス効果です。

それは、交感神経優位の緊張から、副交感神経の弛緩へシフトしたことを意味します。常に交感神経が張りつめた状態では、血管は収縮し、血圧は上昇し、血糖値も高まり、さらに脈拍も速めになります。すると、血流が悪くなり、全身の細胞は低酸素、低栄養におちいります。さらに低体温、低免疫となり、加えて、高血圧、高血糖……。これでは、万病の温床です。

そもそも交感神経は、攻撃、逃避など、活発な活動のときに有為になるものです。休息しなければならないときに交感神経が緊張していたら、心身は疲労、不眠、倦怠、苦悩、抑うつなどにみまわれ、病気になるのです。

**⑦脳波がα波に満たされる**：心身が副交感神経が有為なリラックス状態にあるかどうかを測る目安が脳波です。α波は安心・瞑想状態のときに多く観察されます。

**図40**は、「シンギング・リン」を聴く前（左）と聴いた後（右）の変化です。

聴いた後、明らかにα波が多くなっていることが判ります。

「……シンギング・リンの音色を、うつぶせになって全身で感じているときに、やはり一番リラックスします。瞑想などと共通する傾向です。音の共鳴空間のなかに身をおくことで、瞑想に近い状態をつくりだすものと思われます」（元日本医科大学　河野帰美子氏）

ちなみに、これら「音響療法」は、アメリカでは医療として認められ、保険が適用されます。

## リン職人がひとつひとつ手彫りの精緻精妙さ

### ●主婦が開発した〝奇跡のリン〟

「シンギング・リン」を開発したのは、一人の主婦です。和真音さん。現在は、「シンギング・リン」演奏家さらには心理カウンセラー、カラー・コンサルタントとしても、幅広く活躍しています。

リンの完成は二〇〇四年、それは、チベット密教の叡智と、日本伝統の精緻が生み出した傑作です。

「……当時は、まだ奏でる楽器として完成したにすぎませんでした。その後、数々の発想、アイデアで、まったく新しい『音響療法』として、活用方法、施術方法を体系化することができました」（『らくなちゅらる通信』ｖｏｌ．48、49より要約）

外形は、仏教法具のオリンに似ている。しかし、「シンギング・リン」は、単音ではなく複数の音を同時に出しているのが特徴。そして、一〇個のリンを並べると、すべてが共鳴して鳴り始める。まさに、〝倍音のドーム〟が形成される。

「……じっさいには、大変精巧で緻密な職人の技なくして、〝サウンド・レゾナンス（共振共

鳴）〟と呼ばれるこの奇跡的な現象が実現することはありませんでした」（和真音さん）

## ●どれも同じ周波数を奏でる

この不可能と思える奇跡の現象を達成するため、彼女はいっさい妥協しなかった。

「……シンギング・リンは、おリンを作る職人さんが、ひとつひとつ手彫りで作っています。普通のおリンなら単音です。調音の必要もありません。ところが、わたしの要望は、どこを鳴らしても、複数の決まった周波数で鳴ることです。こんな未知の話は、当初おリン職人さんにもまったく理解されず、『絶対に無理』と製造を断られつづけました。それでも、わたしの熱意と根気が伝わったのか、開発に協力してもらえることになりました。一年数か月をかけて、やっと完成しました。特殊な周波数メーターを駆使し、職人さんみずからの耳と手で、周波数を特定しながら、必ずどの個体も同じ周波数を奏でるように作ってくれているのです」（同）

■価格（例）：「シンギング・リン、宇宙」二七万五〇〇〇円
（大バチ付）「シンギング・リン、大地」（小バチ付）一一万円、

■問い合わせ先：Sion Inc. 株式会社
電話：０１２０-９６９-８３６　Fａｘ：０８６-２３９-３９１３
メール：mail@sion-inc.com

# 第9章　「サヌカイト」天上の響き！　魂が浄化される
## ――天然石の音色は、より自然にいざなう

### 新潟での出会いに、新たな未来が開ける

#### ●コロナ会長の啓発と導き

そのときの感動は、言葉では言いあらわせない。

その音は、まさに「神音」とでもいうべき響きだった。ひとことでいえば、天上の響き！

こんな荘厳でありながら慈愛にみちた音を、生まれてこのかた、聴いたことがない。

それが「サヌカイト」から発せられる妙音だった。

この貴重な体験をあたえてくださったのは、内田力氏。七二歳。新潟の株式会社コロナの会長。

二〇一八年一二月一一日、雪深い越後湯沢を抜けて三条に向かった。

コロナ本社で、じきじきに出迎えてくださったのが内田会長である。

その啓発と導きが、天上の響き……サヌカイト・サウンドとの出会いとなった。

新潟大学工学部卒。一九八三年に社長就任以来、コロナ・グループを率いて、今日に至る。特に技術開発に心血を注いできた。科学技術賞や発明功労賞など多数受賞。二〇〇七年、卓抜した家庭用石油ストーブ開発により受勲の栄に浴している。

それも、エンジニアとしての誇りだろう。

コロナといえば、石油ストーブ。本社玄関ロビーにそれは設置され、しずかに燃焼のオレンジの炎を揺らしていた。このモデルは一世を風靡し、「日本の冬を変えた」とまで絶賛された。

## ●「ナノミストサウナ」に驚嘆

内田会長は、大企業の代表取締役の椅子に収まっているような方ではない。

その関心と開発実績は、多岐にわたっている。

取材当日、体感させていただいた「ナノミストサウナ」など、その傑作の一つだろう。

「水滴一つの大きさを東京ドームとすると、このサウナの水蒸気のサイズは米粒です」

内田氏は、ほほえみながら解説する。

このナノサイズの水分子が呼吸で肺から吸収され、全身にいきわたる。

測定数値グラフをみて驚嘆。たった二〇分の入浴で、血中水素イオン濃度（pH）は、酸性からアルカリ性に変化。さらに血中酸素は上昇。血糖値は低下。血圧は正常化。さらに血液もわずか二〇分で、どす黒から鮮紅色に変わった！　血液粘度も低下しドロドロからサラサラに！

図41　■血液はアルカリに傾き、血中の酸素濃度も増えた！

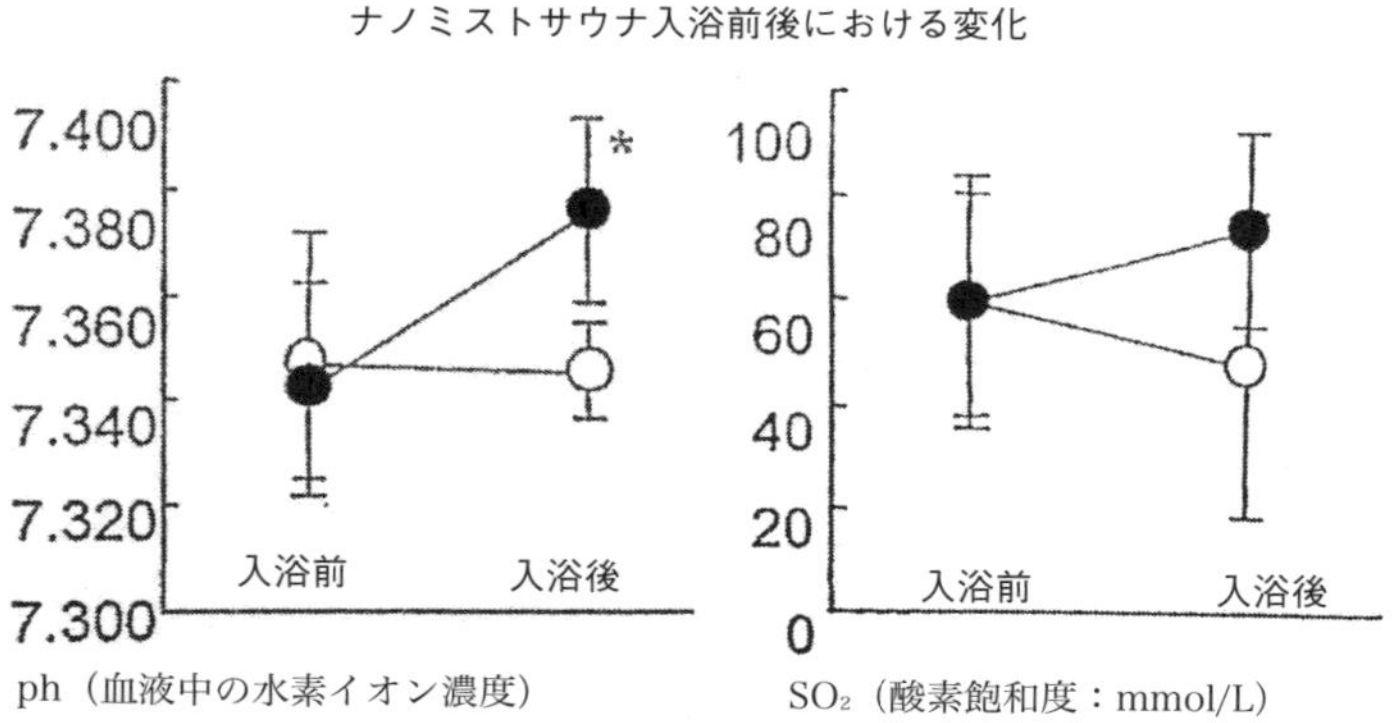


■問い合わせ：㈱コロナ　電話 0120-919-302

○は非入浴者5人の平均
●は入浴者10人の平均

以上が、わずか二〇分の「ナノミストサウナ入浴」で起こった。

「これは、もはや治療機ですね！」

感嘆していったら、内田氏は、にっこり、力強くうなずいた。

「じっさいに、どうぞ体験してください」

お言葉に甘えて、服を脱いでサウナ室内へ。一見、ふつうの木製低温サウナ。しかし、目に見えない蒸気がたちのぼり、とにかく呼吸が楽というより気持ちいい。

深呼吸するたびに、身体が楽になる。

都合三〇分の体験で、おどろくほど、やさしい汗が出た。身体が羽毛のように軽くなったのを実感する。

さっそく、わたしは一人用サウナの購入を決意した。本年度中に設置可能という。今から、入浴が楽しみでならない……。

## 神々しい天上の響きが室内を満たした

### ●澄み切った音に興奮する

さて――。取材が終わると、「こちらへ」と内田会長から別室へ案内された。そこは会長室。いわば、奥の院である。なかは驚くほど広い。

さらに驚いたのが、部屋中を埋め尽くしていた天然石の音響楽器群である。

「……サヌカイトです」

内田会長は、指し示してさらりといった。

「サヌカイトとは？」

「アンザン岩です。中を空洞にしたり、溝を刻んだり、特殊な加工をしています」

「音を響かせるためですね」

「そうです。まあ、これを聴いてください」

内田会長は、小バチで手近に吊り下がった天然石の楽器をかるく叩いた。

その瞬間……えもいわれぬ優しい天上の響きが、室内を満たした。

これは凄い……！

体全身が、その音に共鳴しているかのようだ。体どころか、魂が心地よく揺さぶられる……。

写真 42　■部屋中を埋め尽くしていた天然石の音響楽器「サヌカイト」

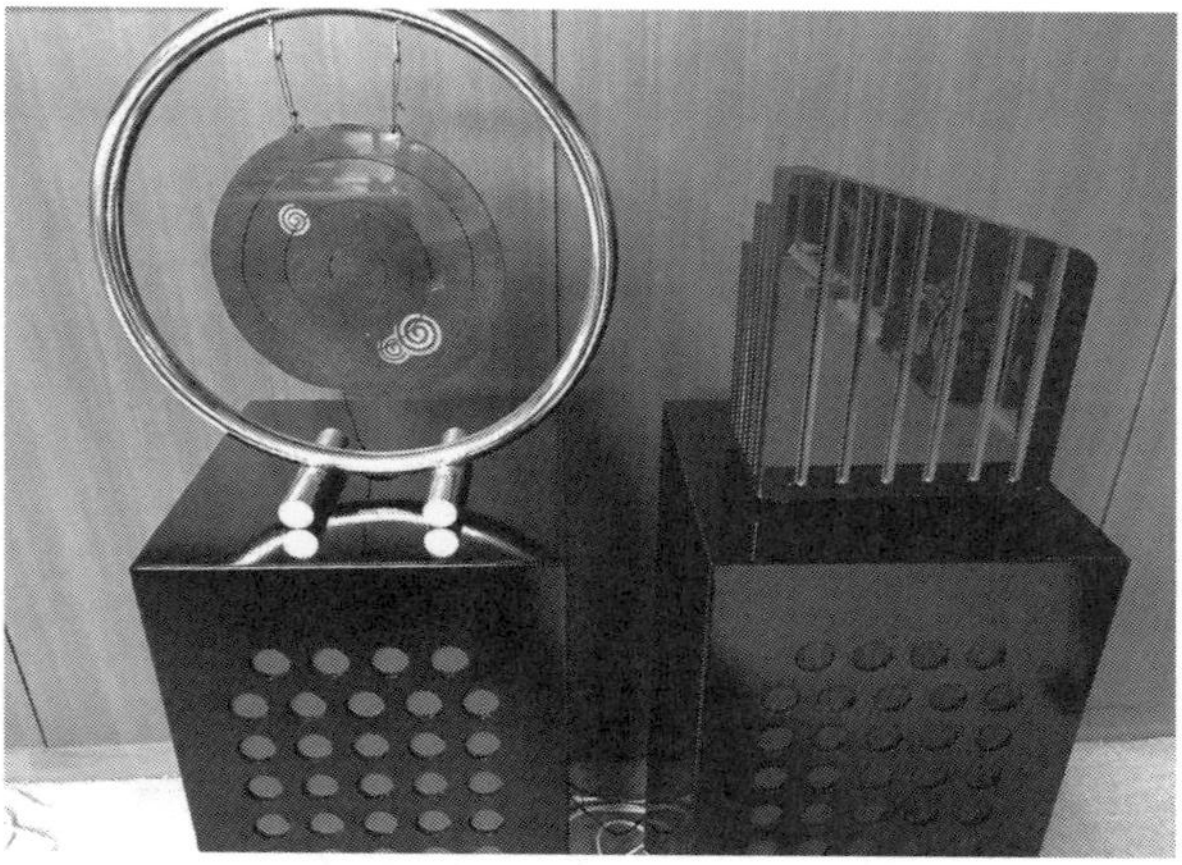

写真 43　■「サヌカイト」楽器を鳴らす内田会長

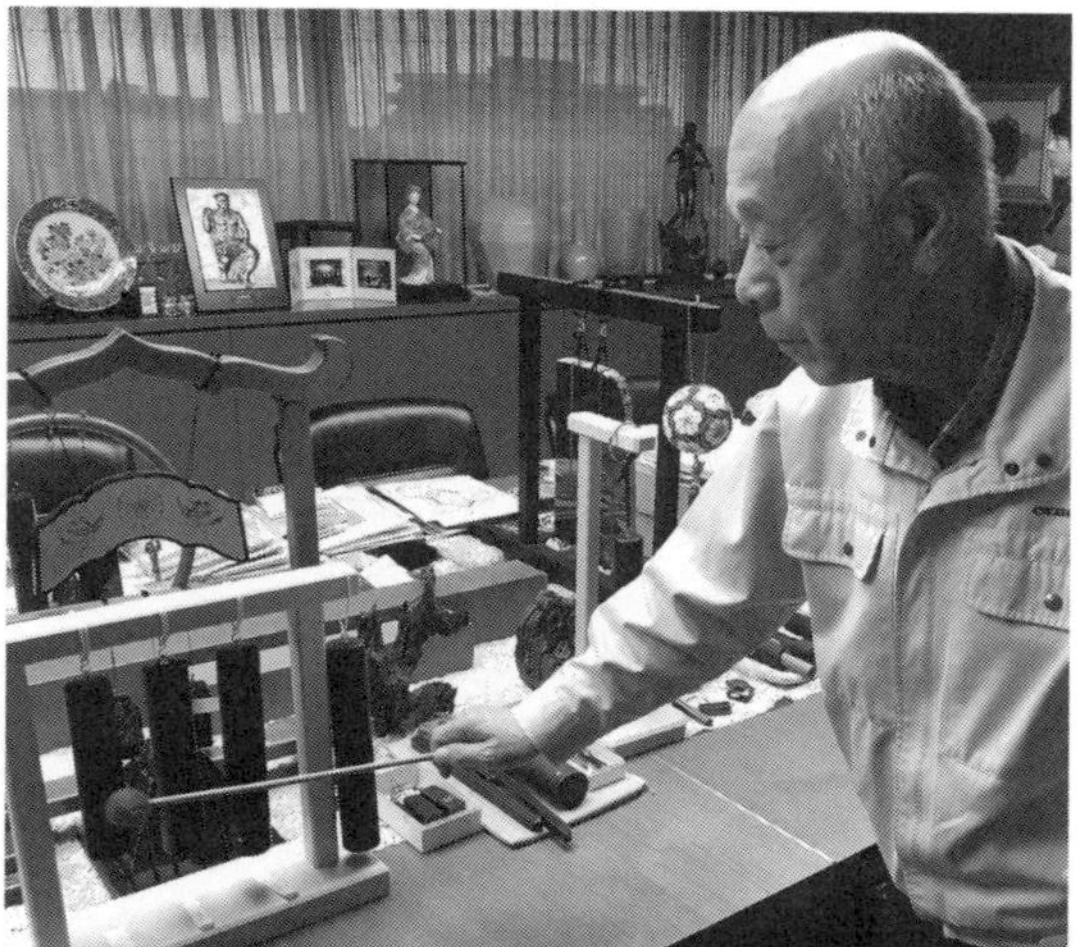

いっしょに取材にいった仲間のひとりは、大声で叫んだ。

「……なんだぁ、これは！」

彼は、感にたえないように言った。

「これは、全身のチャクラが開きますねぇ」

わたしも同じ意見だったので、うなずくばかり。

## ●マグマの波動エネルギーか

内田会長は、さらに、さまざまな「サヌカイト」楽器をつぎつぎに鳴らしていく。大きさ、形状は多種多様。そこから発する音の高低、音色は微妙にちがいながらも、極上の調べが、互いに共鳴しあい室内に充満した。

内田会長にたずねる。

「これまでに体感した金属製の音響器機のサウンド・ヒーリングは素晴らしかったけど、こちらはさらに次元が高いですね。人工の金属ではなく、天然の石だからですか？」

「そうですね。金属は精練していますが、こちらはマグマそのものが凝縮しています」

つまり、それだけ大自然のエネルギーを天然石は波動で伝えてくるのだろう。

わたしは、生まれて初めて聴く、この石の楽器の妙音に魅せられてしまった。

こんな楽器があったとは……。

「どこで作られているのですか？」

「四国の讃岐です。だから『サヌカイト』。全国で作っているのはここだけですね」

## 石器時代から珍重された鳴り響く石

### ●古書にも書かれたカンカン石

何か、資料を……というと、会長はザラ紙一枚を手渡してくれた。

そこにはB５判一枚に質素な「説明」が綴られていた。見出しは「石の音の再生に寄せて――カンカン石」。なるほど、地元ではカンカン石と呼んできたのか。

一読すると、この天然石の「石の楽器」の由来が詳細に書かれていた。一部引用する。


……木槌で叩くと、美しい金属音の響きがすることから、讃岐の人たちは、古くから「カンカン石」と呼んで、親しんできました。古くは宝暦時代（一七六〇年頃）に、音の出る珍しい石として知られていた、と『三崎史』に記されています。

それによれば、小網代の白髪明神に鐘のように美しい音を出す石があり、四国から来た舟が、航海安全のお礼に献じた、という。

さらに、安永年間に出版された『雲根史』にも、美しい音を出す讃岐の石として紹介され

るなど、歴史書にも多くの記載例があります。（一部要約）

ナルホド……。古文書にも記録されるほど、他に例がない珍しい石であることが、よく判ります。たんなる「アンザン岩」ではない、何かがありそうです。

## ●珍しい！　ドイツ学者が命名

「……『サヌカイト』は『讃岐岩』ともいわれ、ガラス質の古銅輝石安山岩《こどうきせきあんざんがん》。今から一三五〇万年前、西南日本・中央構造線の北側に噴出した溶岩が、今のサヌカイト層となり、香川県坂出市金山、国分台付近に分布する、世界でも珍しい岩石であります」（解説より）

この石は、明治七年、開校間もない東京大学の招きで来日した、ドイツの地質学者ナウマン博士が発見採取し、ミュンヘン大学（独）に持ち帰り、明治二四年（一八九一年）、ワインシェンク博士によって、この特異な安山岩を「サヌカイト」と命名、学会に発表した。

……「サヌカイト」は、石器時代の遺跡からも出土している。それはガラス質であるため、その鋭利な特性が、石刀、矢じり、石おのなどに使われた。地元、坂出市などでは二万年以上も旧石器時代の地層からも発見されている。人類が日本列島に移り住んだ太古から、この石は狩猟や身を守る武器として、古代人の生活に深く関わってきた。

……また一方で、古代の人たちも、ときには、美しい響きをもつこの石を打ち鳴らし、リズムを楽しんだり、情報伝達の手段に使っていたでしょう。

「人が銅を造り、鉄を使いはじめてから、石器はだんだんと生活の中から遠ざかり、『サヌカイト』も、忘れられた存在になっています」(同)

## 世界ただ一つの「楽器」発明者、前田仁氏

### ●もう少し、もう少しいい音を

この、古来稀れな珍石を、楽器に使用することを発案した人物に興味がわいてきた。

この資料の文章を綴った人こそ、発案者にちがいない。

文末には、「――坂出市金山《かなやま》、前田仁(二〇〇八年没)」とある。ああ、著者はすでに逝去されている……。しかし、この表裏二枚の質素な資料は、この前田氏の情熱を伝えてあまりある。

「……金山は、古代人が石器を作っていた山だと言われて、驚いて、石の音づくりが始まって、二〇数年が、アッという間に飛んでいきました。『もう少し、いい音に……』と思いながら、たくさんの先生方から教えられ育てていただいた。石の音もずいぶん磨きがかかったなあ……と、感じるようになりました。

『この辺が、自分でつくる音の限界かなあ?』

こんな思案をしているところです。

サヌカイトの固有振動特性について、筑波大学・振動工学研究室や、電気通信大学・超音波研究室をはじめ、多くの先生がたから、ご指導を受けながら、基礎的研究を重ねています。そして、その成果を音響学会や国際振動学会に発表しています」（前田氏）

## ●耳に聞こえぬ五〇万ヘルツの響き

かれの研究によれば、金山産「サヌカイト」の振動特性は素晴らしいものがあります。

それは、低音域から高音域にかけて、きわめて広い周波数分布をもっている。

その奇跡的特徴は、かれを驚かせた。

「……人の耳で聴き取ることのできない、いわゆる非可聴域の高周波音など、五〇万ヘルツを超える成分があります」（前田氏）

神秘の石の神が舞い降りたような調べは、まさにこの五〇万ヘルツ超にあるのかもしれません。

その波動の氣エネルギーは、耳に聞こえなくても、魂をふるわせるからです。

「高周波域の音響効果は、少量であっても脳の活性化と集中力を増す」（仏、A・トマティス博士）。同様の研究論文は近年、多く発表されています。

## ●耳に聞こえぬ音こそ魂に響く

耳に聞こえぬ音こそ、じつは、その波動エネルギーで脳を活性化するのです。

これは、「オルゴール療法」の項で述べたとおりです（第7章参照）。

最近、ＣＤの売上げが急減しています。

そして、皮肉なことに懐かしいＬＰレコードの売上げが急増しているのです。

ＣＤ開発者は、非可聴域の二〇ヘルツ以下と二万ヘルツの以上の音をカットしました。

「どうせ人間の耳に聞こえないから」というのがその理由。まさに、浅知恵。われわれが音を〝聴く〟のは耳だけではなく、全身で〝聴いている〟という事実に無知だったからです。

「……音の成分が人の心を癒したり、植物に音楽を聴かせたり、酒やワインの醸造に音楽を利用するなど、近年、音が生物に反応する効果を求める人達は、世界中にふくらんでいます」（前田氏）

かれが郷里の「サヌカイト」に惹かれ、石の楽器づくりに没頭したことが、カンカン石を、きわめて高次元な楽器として世に送り出すことにつながったのです。かれの一途なライフワークがなければ、神に導く「サヌカイト」楽器も存在しえなかったでしょう。

## 〝石の楽器〟が古代音階の始源だった！

### ●古代中国の石の楽器〝磬〟

東洋の音階は、石の楽器が始まりだった……！

前田氏は、驚くべき事実もあきらかにしています。

「……古代中国で、石の楽器〝磬〟がつくられました。宮・商・角・徴・羽……の五音から七音、さらに、周代、景王と楽官、伶州鳩（BC五二二年）の問答の中に、一二律の音名が『周語』に収められています。今日の音階の原形が、二五〇〇年前に成立していたのです。一二音が六律六呂に区分され、黄鐘・大呂を軸とした陰陽の音律が明記されています。古代人が音によせた思いです」（前田氏）

音楽に造詣のないわたしには、なかなか理解がむずかしい。

しかし、これら音階の発見は、西洋音楽よりも、はるか古代といえます。

医学と同じように音楽も、太古から東洋がはるかに進んでいた証しといえるでしょう。

医学同様、音楽も東洋に回帰するときだと確信します。

## ●超音波で脳は活性化する

最後に、一〇年前に世を去った前田氏のメッセージに、耳をかたむけましょう。

「……幼子《おさなご》の眠りを誘う、やさしい音／祭り太鼓や鐘、強烈なリズムで若い人を乱舞させる音／古里や、子どもの頃の懐かしさを思い浮かべる曲／賛美歌、声明・詠歌、祈りの中に慈悲と愛を呼び起こす音など、音のもつ不思議な力に、おどろかされています」

「……中国の古い遊印・紋章のたぐいを収集される方から、明時代の銅印です、といって、麗《うるわ》しい石の音に、この印を使って下さい、と、いただきました。そこで、風鈴のような『玲』（透き通るような美しい石音）を作ることにしました。（中略）八三七二ヘルツの高音域を使ってみよう！　このクラス、『基音』の石であれば、五〇万ヘルツの超音波が含まれるから、脳の活性化、ボケ防止、（私の）役に立つかなあ……と、こんな願いをこめた、風玲ができました」

世界オンリーワンの石の楽器「サヌカイト」を開発されたパイオニア――。

そのヒューマンな前田仁さんが、すでにこの世を去られていることが、残念でなりません。

## ●売上全額サヌカイト研究費へ

手記「あとがき」に次の文章が添えられていました。

「サヌカイト」楽器を購入した方への「注意書き」でした。

「……金山は、空海・崇徳上皇などと深い関わりがあり、命の水がわく泉のかたわらの石です」

「今回、限定で販売し、売上げは全額（一社）香川県資源研究者のサヌカイト研究費とさせていただきます」「また、石と紐を接着剤で止めており、まれにぶつかり合って割れることや、落下することがあります。サヌカイトの音をお楽しみいただけるよう、あまり頻繁に鳴らない場所に吊っていただけたら、幸いです。感謝　㈱興仁　前田宗一」

どうやら、息子さんが後をついでいるようです。

興仁という会社名は、御父様の仁氏の志を興していく、という決意のあらわれでしょう。

それにしても「売上全額、サヌカイト研究費とする」というお知らせには感服です。

内田会長にも申しましたが、この「サヌカイト」は、神々《こうごう》しい音色の楽器にとどまりません。明らかに音響療法（サウンド・ヒーリング）として、想像を絶する治療効果があることは、まちがいありません。

このような奇跡の楽器を開発された方には、ただただ、感謝の言葉しかありません。

なお、価格、購入方法などについては、㈱興仁ほか販売業者に直接、お問い合わせ下さい。

ネットで「サヌカイト」と検索すれば、販売業者が数社わかります。

# 第10章 「神聖幾何学」形態・図形は波動を発する
## ——「形」は氣エネルギーに共鳴する

## 〝Oリング〟が証明する図形波動の不思議

### ●形態に波動エネルギーあり

「……形には波動がある」

こういったら、正気をうたがわれるでしょうね。

しかし、「形態に波動エネルギーがある」という事実を認めている研究者も多いのです。

たとえば新潟でお目にかかった㈱コロナの内田会長もその一人です。

断っておきますが、彼は新潟大学工学部卒の技術者です。つまり、理科系です。日本最高性能の石油ストーブを開発。彼は筋金入りの科学者といってよい。その理系人間が、「カタチには、エネルギーがある」と断言するのです。

たとえば……と、彼はある図形の描かれた名刺サイズの紙を、わたしに手渡します。

図44　■内田会長から手渡された図形。身体は整った図形に反応する

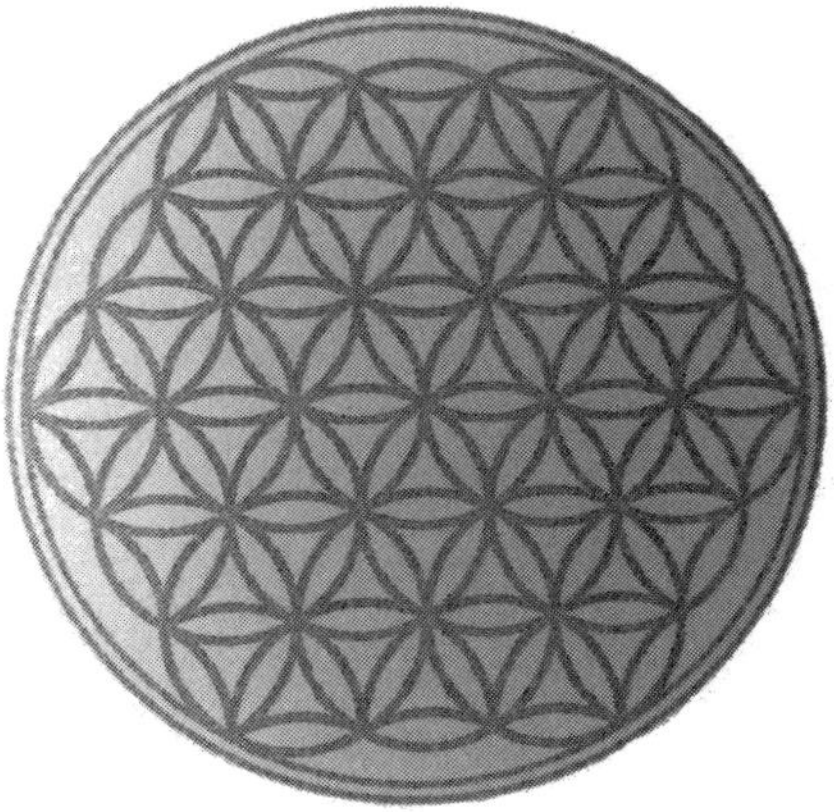

図45　■Oリングテスト

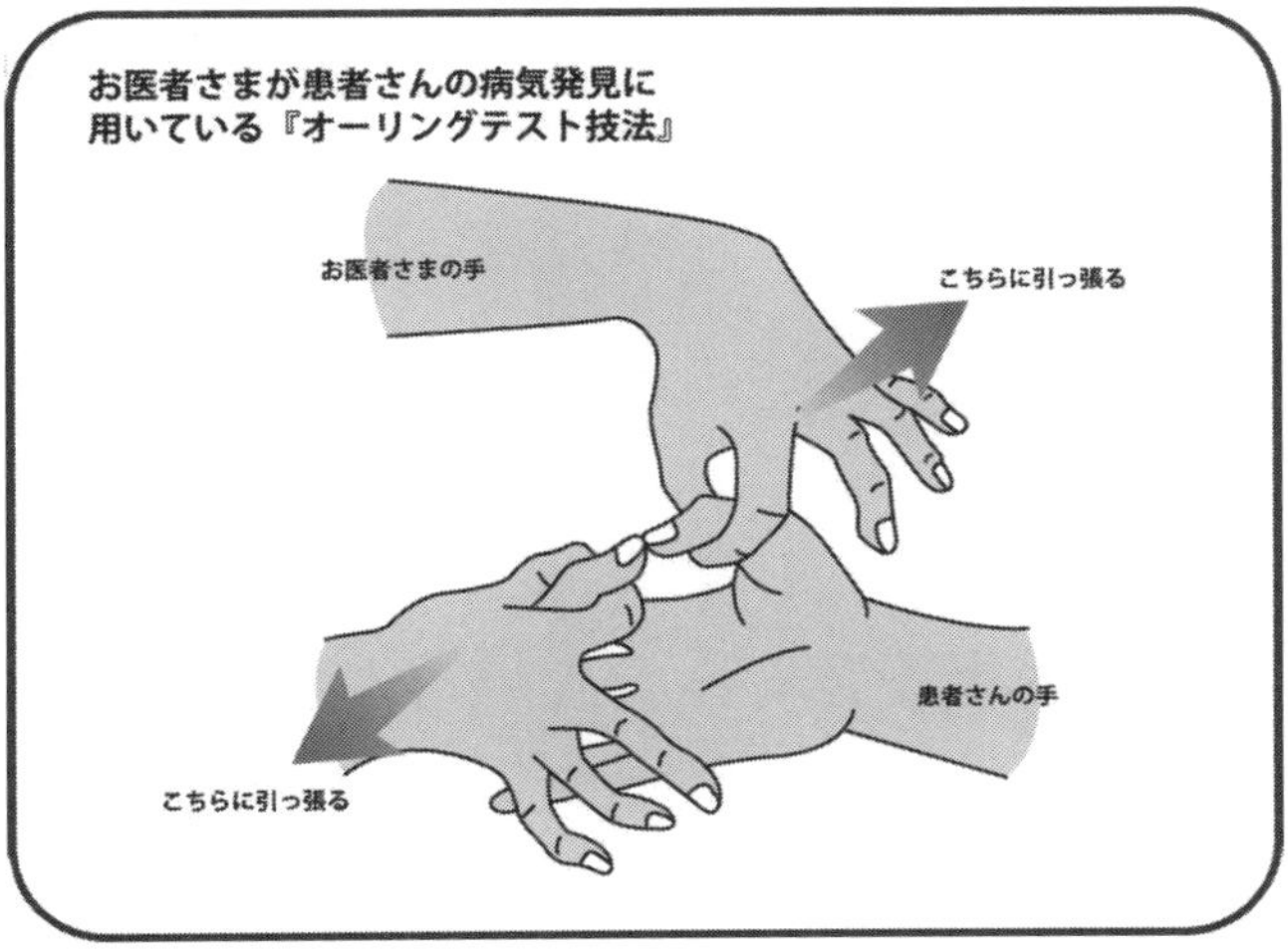


(出典：「桜宮史誠名付け室」ホームページ)

金色で印刷され、なんとなく荘厳さを感じます。

「右手に持ってください」「左手親指と人差し指を思い切り強くくっつけて下さい」。

いわれるままにする。それを内田会長は、身を乗り出して両手で離そうとする。が、離れない。

「では、右手の紙を放してください」

今度は、あっけなく親指と人差し指が離れた。アラ……不思議。

## ●幽体が介在する〝Oリング〟

これは、〝Oリング・テスト〟と呼ばれる。代替医療の診断方法として、広く行われています。

自分に有益なものを持つと、指は離れない。有害なものを持つと離れる。

よって患者に合ったサプリメントなどを確認するときに使うのです。別名「筋反射テスト」。

これが、九割近い確率で当たる。適不適のチェック方法として採用している医師も多い。

では、どうして「有害」「無害」が、親指と人差し指の筋肉反射に伝わるのか?

現代の西洋医学では、まったく説明がつかない。

だから「アレはインチキ！」と、露骨に否定する医者がほとんどです。

わたしは内田会長に、こう語りかけた。

「これは、幽体の存在を無視しては説明できませんね」

「そのとおり。幽体が、対象物の波動エネルギーを感知して、それを筋肉神経に伝達しているのでしょう」

「幽体」とは、西洋でエーテル体と呼ばれているオーラ層が該当します。

幽体離脱という現象が実在します。つまり、肉体と幽体は、重なって存在している。

重病や危機に瀕すると、幽体は肉体を離れる。これが幽体離脱です。

幽体には、ちゃんと意識も感覚もあるようです。だから離脱した幽体は肉体を見下ろす。

さて――。〝Oリング〟は本人の意志とは無関係にすぐ開く。本人はキョトンとするだけです。

〝Oリング・テスト〟も、この幽体の存在がわかれば、すぐに理解できます。

つまり、右手に有害なものを持つ。そこからは〝悪い〟波動を発しています。

幽体はそれを感知し、神経細胞に情報を伝えます。だから筋反射力は弱まるのです。


「宇宙のあらゆる実在は波動である」（M・プランク）

## ●形態はエネルギーを発する

理系技術者であり研究者の内田会長も「形態はエネルギーを発している」と断言する。

「それは、波動エネルギーですね」といえば「そのとおりです！」

「この図（図44、185ページ）を右手にもって、左手でそばのバッグを持ち上げてください。軽いでしょ？」

ほんとだ、軽い！　今度は図をとりあげられ、バッグを持つ。

あれ、重い！　はっきり実感できる重さのちがいだ。

こんどは、わたしの携帯電話に八角図形の金色シールを貼ってくれた。

「これで、有害な電磁波は抑えられます」

はたで見ている人は、「たんなるオマジナイじゃん」と笑うでしょう。

しかし、特殊な図形・形態が波動エネルギーを発していることは、まちがいありません。

「あらゆる存在は波動であり、その影響である。物質は存在しない」

かの量子力学の父マックス・プランクの有名な言葉を思い出して下さい。

すべての実在は波動であり、その結果なのです。

図形や形態も、おのおの波動を発している。それは、最新物理学では常識です。

## ●ピラミッドパワーはその典型

形態にはエネルギーがある。それを指摘する識者も、次第に増えています。

「……形には特定のエネルギーがあります。そのエネルギーのことを形態波動といいます。ピラミッドに宿るピラミッドパワーなどは有名ですね」

これは、パワーストーン研究家、豊原匠志氏がコラムに書いています。

かれも、「形態波動」にめざめているひとりです。

「……その他にもハートは愛や命の象徴として使われますし、卵の形は可能性や誕生を象徴します。実はこれは単なる象徴ではなく、本当にそれらのエネルギーが宿っているのです。形が持つ力を実際に活用してきた古代民族も多く、古い時代の装飾品等で、この図形や形の力を使い、実際に強力なエネルギー持つパワーオブジェクトも非常に多く存在しますし、遺跡や建築物等にも形の持つ力を活用したと思われるものが多数残っています。風水なども、この形のエネルギーと切り離せないものです。例えば建築物なども非常にこの形の影響を強く受けますし、わたし達も意識こそしませんが、形の影響を受けています」

よく、なにかを見て「気味が悪い」と思うことがあるでしょう。

そのときは、まさに形の悪いエネルギーを感じて、反発しているのです。

「気味」という言葉が、それを物語ります。「氣エネルギーの味が悪い」のを感じているのです。ぎゃくに、気持ちよく感じる形は、良い氣エネルギーを受け取っているからです。

## 波動は動物・植物・鉱物の形態を創造する

### ●ウォーター・サウンドの神秘

「波動が形態を創造する」

この真理を証明したのがA・ラウターヴァッサーです。その著書『ウォーター・サウンド・イメージ』（増川いづみ監訳、ヒカルランド）は、波動理論の金字塔です。

この本は、生命、物質、意識までもが、波動で形成されことを証明しています。

次頁上の**写真46**は、直径二〇センチのボウルに水を張り、三五・一ヘルツの波動を与えたとき出現した模様です。一八本の線が同心円内に伸びています。

その下の**写真47**は、植物ヤマブキショウマの花粉軸です。

きわめて酷似しています。

つまり、この草花の花弁も一八本。同じ周波数の波動で形成されたとかんがえられます。

動物も植物も自然界の形態は、すべてこのように波動周波数によって決定づけられています。

そして、固有周波数がシンクロ（共鳴）したとき、生物形態が決定されているのです。

## ●整った形態は荘厳波動を発する

では、ぎゃくもありうるでしょう。

先ほどの同心円図形は、まぎれもなく三五・一ヘルツの周波数を持ち、発しているのです。

このように「形態」⇅「波動」は不可分の関係にあります。

あらゆる形態は、固有の波動をもつ――という意味が、理解できたと思います。

言い方を変えれば、乱れた図形は、乱れた波動を発しています。

そして、整った図形は、整った波動を発するのです。

写真 46 ■ 35.1 ヘルツの定常波を与えた際に出現した 18 要素の構造

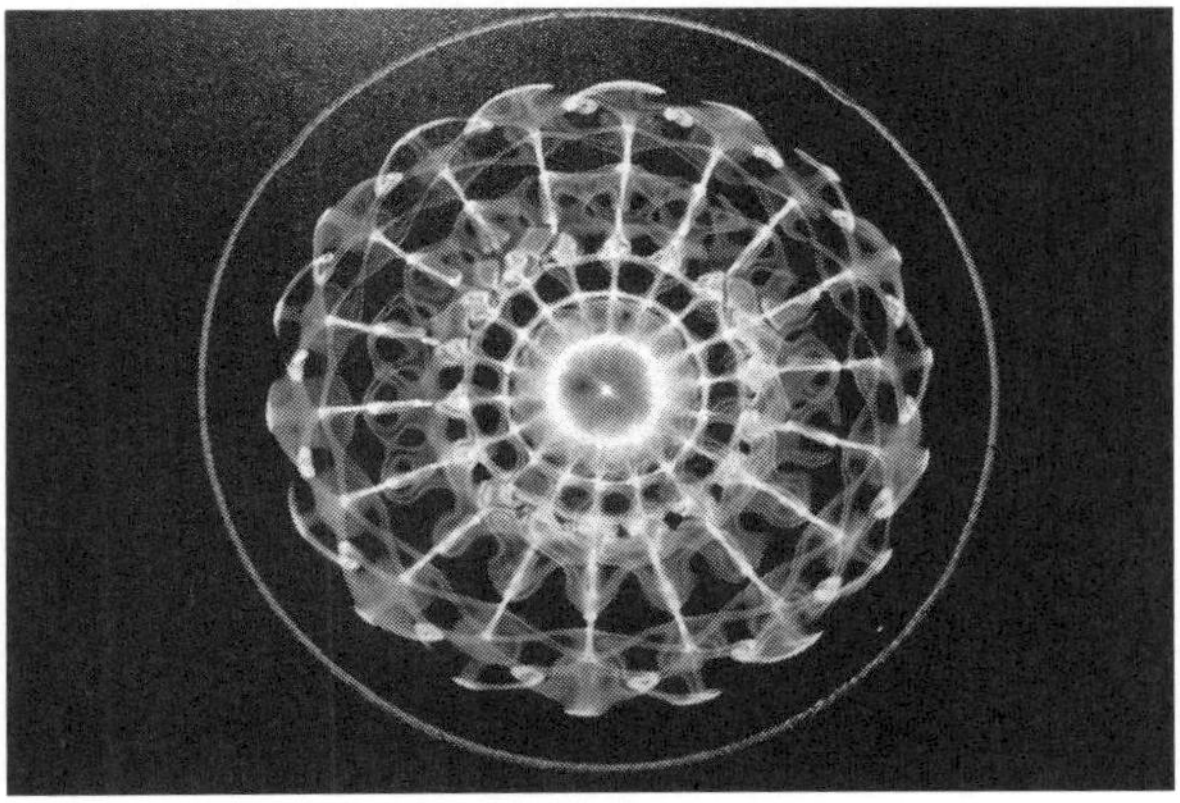

(出典:『ウォーター・サウンド・イメージ』)

写真 47 ■ヤマブキショウマの花粉軸と同じ周波数で形成された

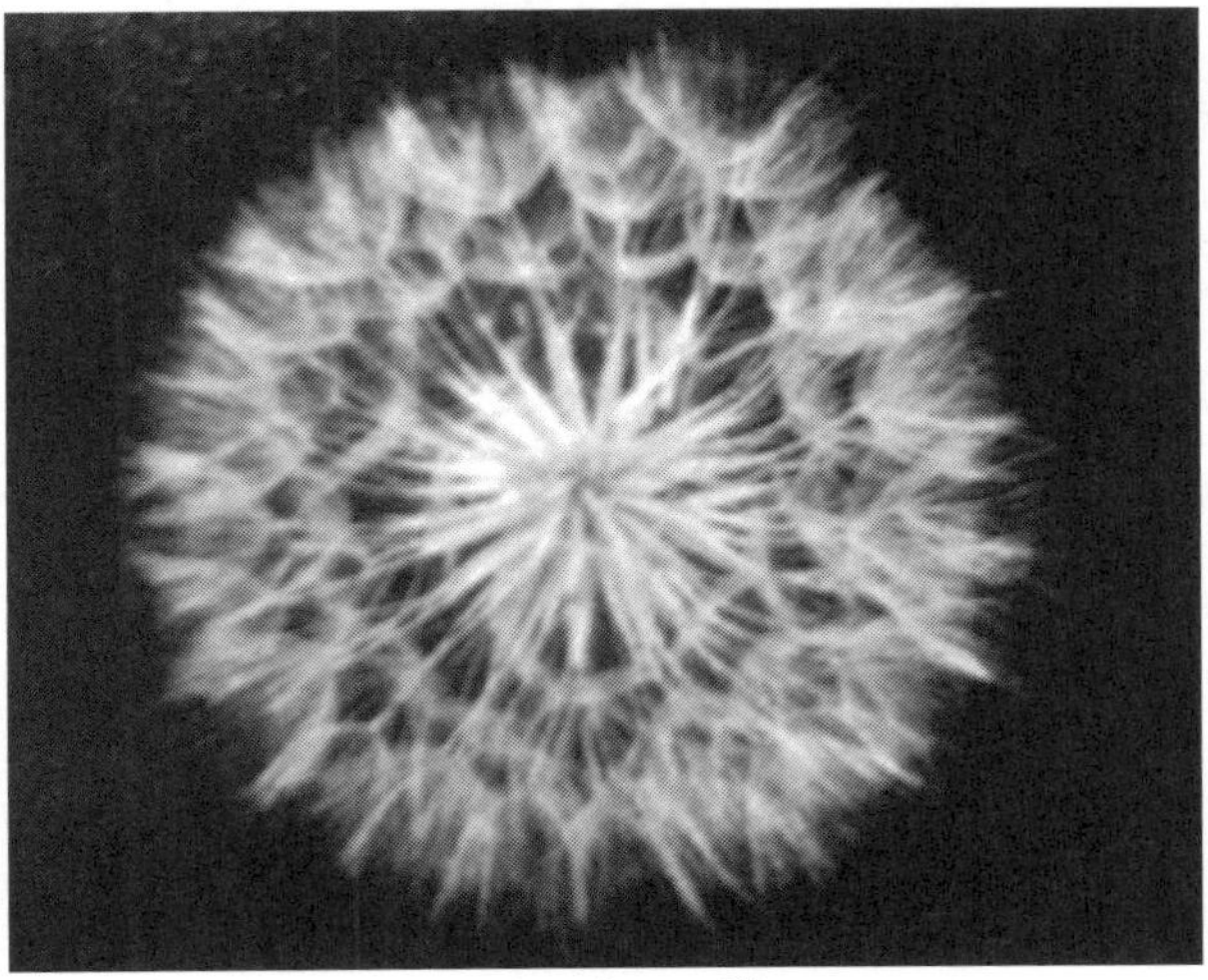

(出典:『ウォーター・サウンド・イメージ』)

乱暴に描き殴った落書きは、見ただけで不愉快な思いがします。

それは、乱暴で乱れた波動を発しているからです。

ぎゃくに整然とした形態には、不思議な落ち着きを感じます。

『ウォーター・サウンド・イメージ』（前出）では、ときに、まるで教会のステンドグラスを思わせる荘厳紋様が出現します。それは、仏教でいう曼陀羅《まんだら》そのものです。

「それが『神聖幾何学』です」と内田会長は明言する。

たとえば「シンギング・リン」に水を張って鳴らすと、表面に六芒星の図形が出現します。

やはり、『ウォーター・サウンド・イメージ』の実験でも、三三・一七ヘルツで正六角形の図形が出現します。つまり、六角形は『神聖幾何学』でいう「聖なる形態」なのです。

かんがえてみれば、雪の結晶も六角です。蜂の巣構造も六角。だから、自然界では、合理的な整った形態なのです。

## 綿棒細工の結晶模型は氣エネルギーを発する

### ●整波動を出す形態はシンプル

ママンが提唱する生命の基本形は、正三角（三つのエーテル）、正五角（五つのエレメント）、正八角（八つのエレメント）です。

「神聖幾何学」で整波動を出す形態は、じつにシンプルな形の組み合わせです。それは、立体構造の形態にもいえます。それを直感的に理解したのは、貴重な体験があります。

秋山佳胤《よしたね》弁護士は、奇跡の不食の人として、あまりに有名です。

不食、不飲で生きておられます。彼がエネルギー源としているのは、宇宙エネルギー（プラナ）です。九九％の人は、信じられないでしょう。

森下敬一博士（国際自然医学会会長）は、不食の人が生きている理由を、わかりやすく解説します。「太陽など宇宙エネルギーを経絡が受け取ると、不死の生命体ソマチッドが、そのエネルギーを受け取り増殖します。それが、白血球、赤血球、体細胞に変化するのです。だから、何も食べないで、体や健康を維持できるわけです」

森下博士によれば、世界で少なくとも二〇万人は、不食の人がいるだろう……とのことです。

## ●不食、秋山弁護士の癒しワーク

不食の人に会って感じるのは「半分異次元で生きておられる」……という思いです。

秋山弁護士も、人間ばなれした不思議なオーラがあります。

その秋山さんにお会いしたら、不可思議なものに熱中していました。綿棒細工です。

ふつうの綿棒を使って立体模型を作成するのです。

その完成した立体模型を一目見て、ピンときました。

写真48　■秋山佳胤弁護士が作った綿棒細工

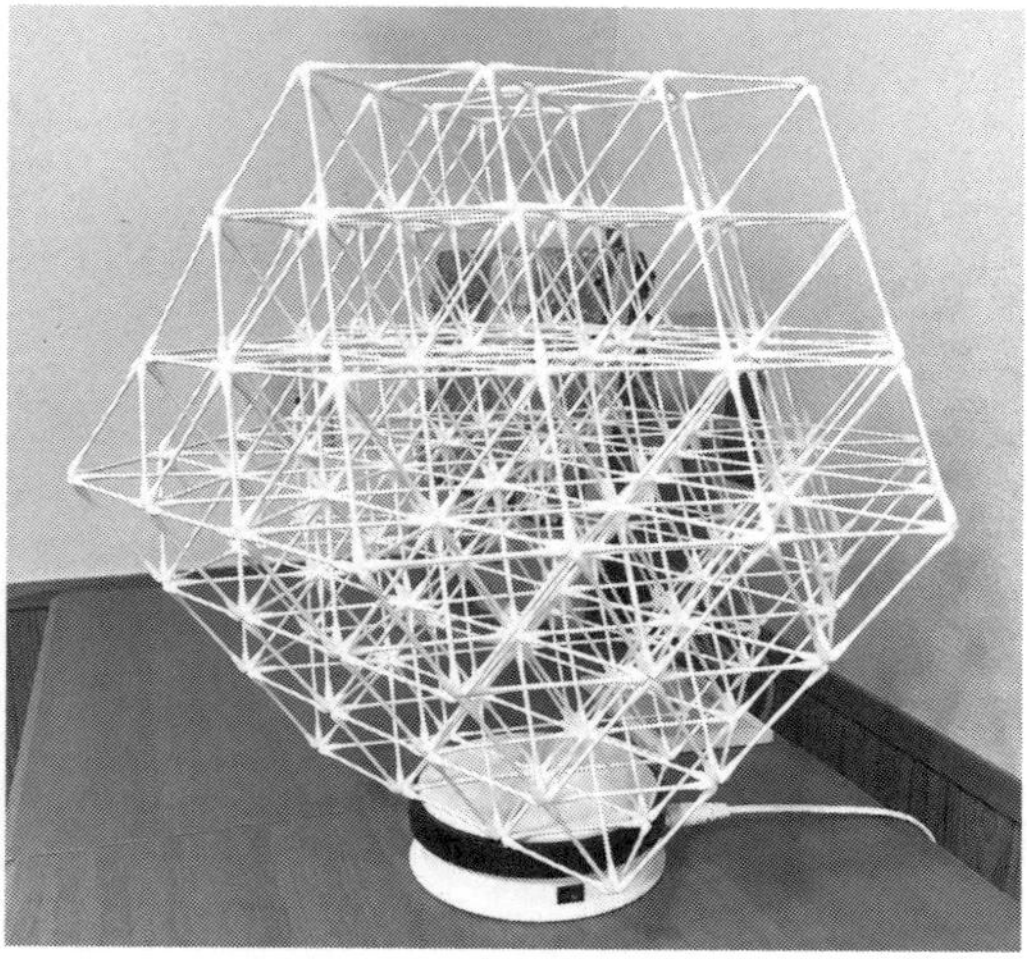

「これは、物質分子の結晶構造だ！」
彼は、無心でこの綿棒細工に没頭している。
なんで、作ろうと思ったのでしょう？
たずねても、人なつっこい笑顔を浮かべるだけ……。

これは、チャネリングだな……と思いました。宇宙から〝指示〟が届いたのでしょう。

もうひとつ、彼がはまっているのが、サウンド・ヒーリングです。

## ●強い氣を放つ綿棒の結晶細工

二〇一八年一一月一八日、佐賀で開催された「九州バイオ・レゾナンス学会」で、同じ講師として登壇しました。

彼の舞台は、まさにヒーリングの歌声と音楽に満たされたものでした。そこで彼が展示したのが、綿棒細工のオブジェ。それは、見事に分子による結晶構造を再現していました。

主催者の矢山利彦医師は、九州大学で空手部主将をつとめ、さらに気功の達人です。

彼は、秋山弁護士から贈呈された結晶構造体を両手に抱えるや、「こら、すごい氣エネルギーが出ちょる！」と大満足の様子で相好を崩した。まさに、そのとおり。

東京の秋山弁護士の事務所を訪ねる。すると室内には、ところ狭しとばかりに完成した綿棒細工の結晶構造体が置かれている。そして、それぞれが、はっきり波動を放っているのが体感できる。

整然とした結晶体は、それだけ整然とした氣エネルギーを周囲に放っているのです。

## 密教法具も日本刀も〝氣〟を発す

### ●空海の握る金剛杵《こんごうしょ》パワー

「〝形〟が氣エネルギーを出すのは、とうぜんです」

矢山医師は、にっこり言う。彼がたとえに挙げるのは仏教の法具「五鈷《ごこ》」（**写真49**）。

それは、見るからにエネルギーを集めそう。なんともいえぬ神秘のパワーを感じる。

「先端が一本の独鈷《どっこ》、三本の三鈷《さんこ》もあります。おのおの尖った先がピラミッド状です。そこに宇宙の氣エネルギーが集中する」

これらは、「金剛杵《こんごうしょ》」と呼ばれ、もともとは古代インドの神々が持つ武器だった、という。それを密教では、「煩悩を打ち払う法具」としてとり入れたのです。

日本に仏教を広め、御大師《おだいし》様として尊敬を集めているのが空海です。

その有名な肖像画でも、右手にしっかり「五鈷《ごこ》」を握っているのが判ります。

## ●日本刀は〝氣のアンテナ〟

「じつは、日本刀からも『氣』が出ちょるとですヨ」

矢山医師はそれを〝氣のアンテナ〟という。日本刀は、刀鍛冶《かたなかじ》が鉄鎚で幾度となく、折り曲げては延ばし、折り曲げては延ばして鍛造《たんぞう》する。

「その層は三万層くらいになります。それが、氣エネルギーを増幅、放出するのです」（矢山医師）

彼はじっさいに、それを証明して見せてくれた。右手に真剣を握って立て、フンムッ……と思いっきり「氣」を込めた。すると……刀身の切っ先から、なんと、ゆらゆら陽炎《かげろう》のように「氣」が立ち上ぼるのがはっきり見えた！

これには度肝《どぎも》を抜かれた。「氣エネルギー」は、見えるのである。

「武士が刀を正眼《せいがん》にかまえると、ちょうど刀の柄が丹田の位置にきます。そこに、『氣』を込める。すると、刀身が増幅して、切っ先から相手を直撃します」（矢山氏、**写真50**）

なるほど、すると相手は気迫に負けて「参りました……」となる。

――戦わずして、勝つ。武道の神髄ですね。

「そうです。無駄な血を流さずにすみます」

矢山氏も、やさしい笑顔でうなずく。

写真49
■密教法具「五鈷《ごこ》」は宇宙の「氣」を集める

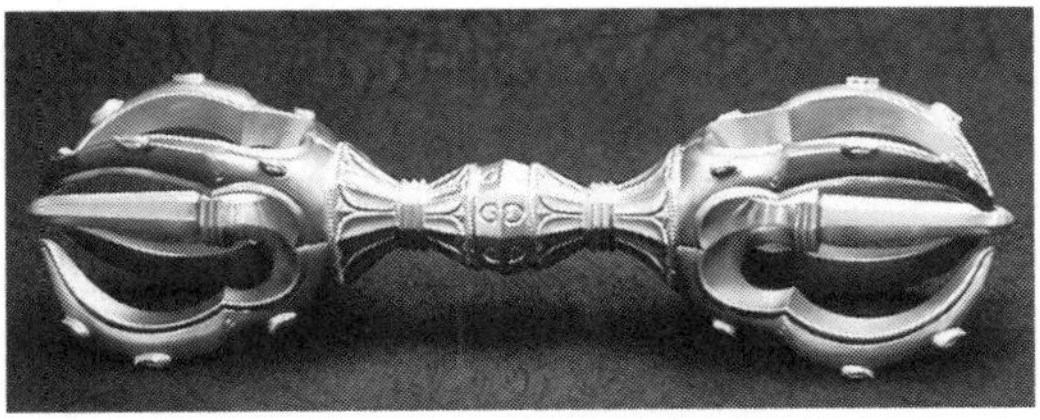

写真50
■日本刀“氣のアンテナ”で相手を直撃する

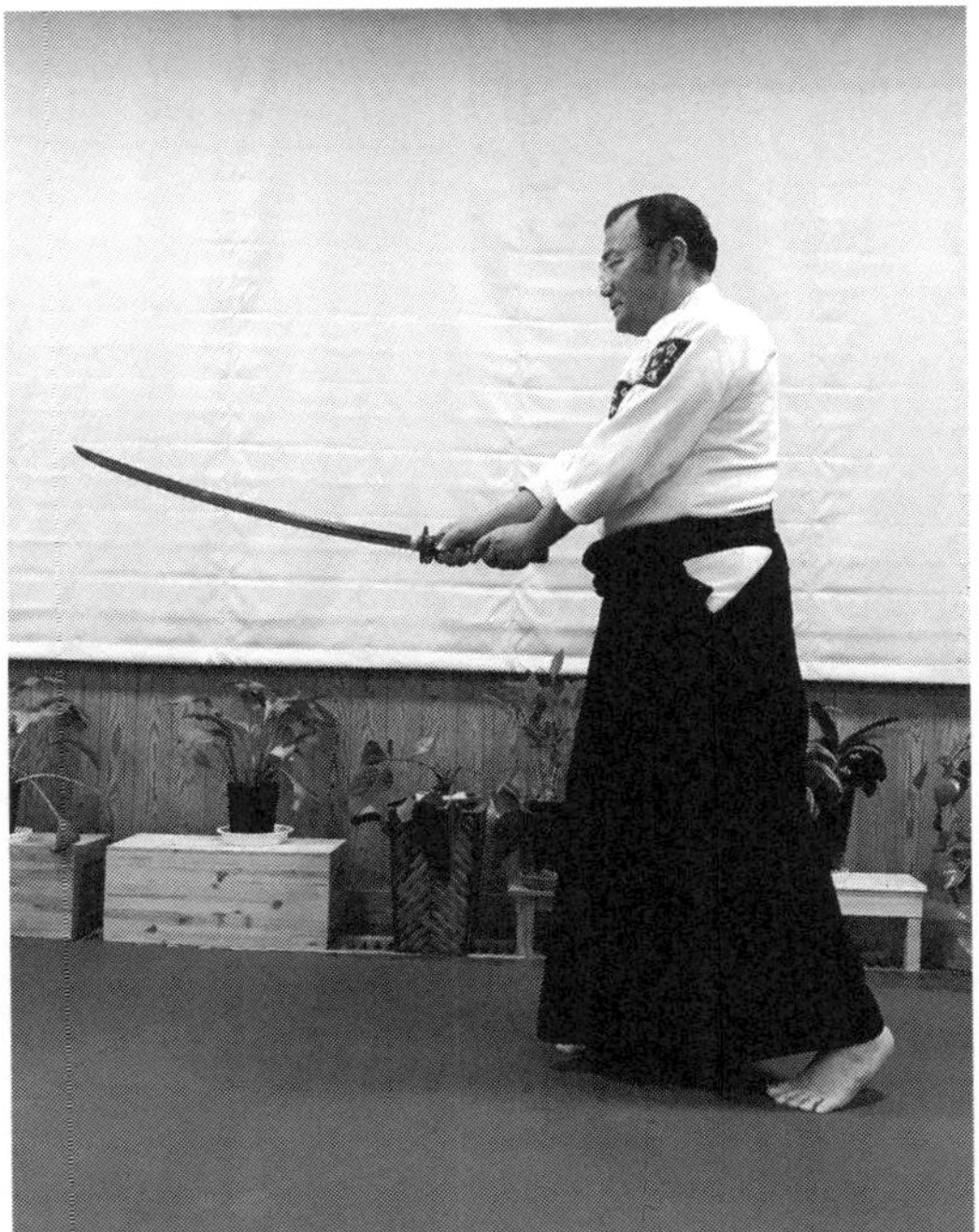

# 第11章 「瞑想」（メディテーション）と「長息」（ロングブレス）
## ――ペンタゴンからＮＡＳＡまで正式採用している！

## セレブ、知識人はヨガに回帰する

### ●欧米セレブは瞑想があたりまえ

アメリカ映画界の巨匠、クリント・イーストウッド監督は、御歳八八歳！

その健康の秘訣をたずねられると「瞑想とヴィーガンさ！」と答えています。

そして、「好物は、豆腐と緑茶」「一〇五歳までは、映画を撮りつづけるよ」と意気軒昂です。

今でも公式の場には四〇歳以上年下の恋人をともなって堂々と登場。ご立派と言うしかない。

世界で瞑想とヴィーガンを実践するひとびとが、急速に増えています。

とくに、セレブのあいだでは、もはやあたりまえの習慣になっているのです。

その背景には、世界的なヨガブームがあります。

世界でめざめたひとたちは、とっくの昔に現代医療に見切りをつけています。

それは、〝闇の勢力〟ロックフェラー財閥などに支配された詐欺と殺人と収奪のシステムでしかなかったことに、気づいたからです。

〝かれら〟が世界を裏から支配し続けてきた秘密結社フリーメイソンの中枢組織イルミナティの頭目であることなど、いまや、ふつうの主婦でも知っている時代になりました。

## ●薬を飲まず一〇一歳ロックフェラー

二〇世紀の〝地球皇帝〟と恐れられたデイヴィッド・ロックフェラーは、二〇一七年、ついに一〇一歳でこの世を去りました。

この魔王の長寿の秘訣が「クスリはいっさい飲まない。医者を近付けない」。

現代医療利権を独占してきたドンが、現代医療をいっさい信用していなかった。

なんと、彼ら一族は、自然療法のホメオパシーしか受け付けていない。

そして、食事はすべてオーガニックの自家農園からまかなっていた。

ロックフェラー所有会社モンサントの社員食堂は、すべてオーガニック……というオチがつく。

まさに、ブラックジョーク。ちなみに彼らは、ほとんどがベジタリアンで水道の水も飲まない。

彼らが有毒なフッ素などを混入している張本人なのだ。

飲んだらアブナイことを、いちばんよく知っている。

彼らに言わせれば「クスリは人間という〝家畜〟の屠殺用」「病院は〝家畜〟の有料屠殺場」

にすぎない。

ユダヤ教の経典には、「異教徒はゴイム（家畜）である」と、ちゃんと明記されている。

だから、医療という名の殺戮《さつりく》で、いくら殺しても、いくら騙しても、まったく良心は痛まない。

## ●薬の怖さ、肉食のワナ……

「現代医学の神は〝死神〟、病院は〝死の教会〟である」（メンデルソン博士）

この警告を胸に刻むべきです。

ウイルヒョウ以来、約二世紀にわたって続いた西洋医学は、完全に詐欺と殺戮の道具でしかなかった。詳しくは、拙著『ロックフェラーに学ぶ悪の不老長寿』（ビジネス社）を一読ください。

欧米のセレブたちも、はやくいえば〝かれら〟の仲間……。

薬の怖さ、肉食の罠、動物食の害……も、とっくに気づいている。

動物食で死亡率は心臓病八倍、大腸ガン五倍、糖尿病四倍……など、セレブの間では常識です（参照、拙著『肉好きは8倍心臓マヒで死ぬ』共栄書房）。

だから、近代医学も近代栄養学も、サギとペテンであることを知っている。

知らぬは、家畜あつかいされて気づかぬ無知なる大衆のみ……。

セレブだけではない。大学教授など知識人やインテリ層も、〝闇の支配者〟のウソとワナに、ようやく気づき始めた。

そして、五〇〇〇年以上の歴史がある人類最古の叡智ヨガに回帰しているのです。

## 〝闇の国家〟（ディープ・ステート）に立ち向かえ！

## ●Qアノンは〝九九％〟の反乱だ

……だまされてきた九割以上の大衆も、目覚め始めた。

アメリカでは「Q」という謎の人物がネットで、こう告発しアメリカ中を騒然とさせている。

「世界は、〝闇の国家〟（ディープ・ステート）に支配されてきた！」

わたしにいわせれば、それは当たりまえだろう……というしかない。

つまり、ディープ・ステートとはフリーメイソンであり、その中枢のイルミナティそのもの。

「Q」は、これを名指しすることをあえてさけている（名指しすると命を狙われる？）。

しかし、だまされてきた純朴なアメリカ国民にとっては、一大衝撃だった。

かれらは、自分たちが〝家畜〟なみの扱いを受けてきたことに、ようやく気づいたのだ。

「Q」を支持するひとびとは、自分達を「ＱＡｎｏｎ」（Qアノン）と名乗っている。

その数は、全米で爆発的に増えている。Ｔシャツに帽子にプラカードに、「Q」の支持を訴え、既成権力を糾弾する。

「政府の後ろに、もう一つ政府があったなんて！」

中年の白人女性が、呆れてカメラに向かって、こぶしを振る。

そのシーンが世界に配信された。〝闇の勢力〟が支配してきたマスメディアですら、もはや「Q」の動向を無視できなくなっている。

現在、地球上の富の九九％は、人口わずか一％以下の超富裕層が握っている。

彼らこそがイルミナティ勢力であり、ディープ・ステートそのものなのだ。

だから、Qアノンは、搾取されてきた九九％大衆の目覚めと反乱なのだ。

## ●トランプもQアノンを支持

トランプ大統領もQアノンを擁護する。

彼は、CNNなど既成メディアを〝フェイク・ニュース〟と名指しで非難する。

アメリカ史上初めて、ディープ・ステートの言うことを聞かない大統領だ。

〝金髪のキングコング〟が強気なのは、世界最強の軍隊、米軍が後ろ盾だからだ。

軍部の良識派は、ディープ・ステート（イルミナティ）を見限った。

俳優ロザンヌ・パーなど有名人の中にも〝Qアノン〟の支持者が、続々現れている。

「……つまり、これまで一番信じられる、と思われてきたNHKニュースそのものが、じつは『ニセ・ニュース』＝『ファルス・ニュース』＝『フェイク・ニュース』であり、一見、偽者だと思われるようなことが、実は『真実』＝『リアル・ニュース』だった、ということだろう」

これは、海外からの「Qアノン」情報に対して日本のネットに書かれた書き込み。

トランプ大統領を強く支持するひとびとのうち、主流メディアが流す情報を「正確だ」と答えたのは、わずか一％。演説会場にいた支持者は、こう断言している。「主流メディアの九割は、悪の秘密結社の一部だ」

トランプ大統領もこの動きを評価し、〝Qアノン〟関係者を招待し、ホワイトハウス執務室で面会している。その面会写真が拡散し、もはや〝Qアノン〟の勢いは、だれにも止められない。

## ●「黄色いベスト」も闇と戦う

ちなみにヨーロッパでも、大衆の反乱が起こっている。

フランスの「黄色いベスト」運動だ。フランス全土に広まった大衆の反乱は、沈静のきざしすら見えない。なにしろ、フランス国民の七割以上が「デモには共感する」と答えている。

これは、一％の富裕層が一極支配する超格差社会への民衆の怒りだ。

彼ら反抗のシンボルである「黄色いベスト」には、なんとフリーメイソンのピラミッドが描かれ、その頂点「ファルスの眼」には、矢が刺さっている……！

彼らは、ディープ・ステートが国際秘密結社であることを、はっきり自覚している。

そして、暴徒が襲撃して破壊するのは、スターバックスとマクドナルド。いずれも、フリーメイソン企業として有名だ。

こうして、医療も、戦争も、金融も、支配してきた〝闇の支配者〟たちの悪事は暴露され、糾弾されていく。「Qアノン」「黄色いベスト」は、その希望の象徴である。

## 「瞑想」と「長息」は一体行である

### ●最も基本的な波動療法

まえおきが、少し長くなりました。

〝闇の支配者〟がごまかしてきた医学や栄養学もまた、崩壊しているのです。

その世界的な背景が理解できたはずです。こうして、世界の目覚めたひとたちは、虚妄の医学、栄養学から、古代ヨガの叡智に回帰しているのです。

ヨガは、一言でいえば実践哲学であり実践医学です。実行しなければ意味がないのです。

そのヨガの修行（トレーニング）の基本が、「瞑想」（メディテーション）と「長息」（ロングブレス）です。いずれも、もっとも基本的な波動療法です。

「瞑想」は「長息」によって可能になります。

気ぜわしい呼吸で行うのでは、それは瞑想ではありません。

両者は、もっともベーシックです。

さまざまな「波動療法」を行うときは、必ず「瞑想」「長息」をともなうようにします。

## ●「瞑想」で脳波はゆるやかに

「瞑想」は、興奮した神経を鎮《しず》めます。わかりやすくいえば自律神経の働きをシフトします。交感神経の緊張から副交感神経の弛緩に移すのです。

さらに「長息」は、「瞑想」効果を高めます。「瞑想」により、興奮、緊張した自律神経の波形は、ゆるやかで、おだやかな波形に変っていきます。それがはっきりあらわれるのが、脳波です。睡眠時のθ（シータ）波は、四～八ヘルツ、瞑想時のα波は八～一四ヘルツ、緊張時のβ波は一四～三八ヘルツ……です。

このように「瞑想」は、脳の緊張をやわらげます。それは、脳波の周波数が少なくゆるやかになり、β波からα波のゆったりした波形になることで確認できます。

## ●「長息」にリラックス効果

呼吸法も、同様に波動療法の一種です。

呼吸は一種の生理リズムをきざんでいます。

呼吸が早まるほど緊張も高まり、交感神経優位にシフトします。

肺は、身体で唯一、自律神経を抑えて、みずからの意志で調整できる器官です。

だから、意識的に呼吸の回数をゆったり少なくすると、交感神経から副交感神経のリラックス状態に移行することが可能になるのです。

よく、スポーツの試合などで、監督が選手に「深呼吸しろ！」と指導しています。

これこそまさに、「長息法」です。

ヨガに興味深い教えがあります。

**「一生の間に食べる食物の量は決まっている」**

**「一生の間に、吸う空気の量は決まっている」**

だから、大飯食らいは〝食いおさめ〟が早くきて、気ぜわしい人は〝吸いおさめ〟が早くくるのです。古来から東洋思想では、「少食長寿」「長息長命」といましめています。

## 米軍は兵士ら三二〇万人にヨガ呼吸を指導

### ●心の傷PTSDなども改善

ペンタゴン（米国防総省）が、ヨガを訓練に正式採用している。

あなたは、この事実に驚かれるでしょう。

世界最強の軍隊が注目したのが「呼吸法」と「瞑想法」です。その詳細が『ペンタゴン式ハードワークでも折れない心のつくり方』（カイゾン・コーテ著、角川書店）に書かれています。

著者コーテ氏は、米軍部エリート官僚。その彼こそが、精神訓練にヨガ導入を働きかけた人物です。ペンタゴンは傘下の軍人、職員あわせて三二〇万人もの巨大組織。その訓練にヨガ行法を正式カリキュラムとして採用している。

コーテ氏は、ペンタゴンがヨガを採用した理由を力説する。

「……どんな困難にでも立ち向かえる強い意志力、精神力を鍛えるには、心身両面のトレーニングが必要である。『心』を鍛えなければ、人は正常に機能しない。それを、われわれは、誰より知っている」

さらに、ペンタゴンは根深い問題を抱えていた。兵士たちの心の病である。

「戦場に送られ、増えていく精神不調者、深刻なPTSD(心的外傷後ストレス障害)に悩まされる兵士たち。瞑想は、そうした問題を緩和するのに成果を上げている」

## ●軍部は現代医学を見捨てた

コーテ氏が最初に「瞑想」を提案したときは、ペンタゴン内部からも「仙人の修行かい?」「悟りを開くのかね?」といった反発、戸惑いもあった。

しかし、最初は抵抗した兵士たちも、その予想以上の効果におどろいている。

ペンタゴンが、兵士の訓練と精神のケアにヨガの「瞑想」を導入した背景には、現代医療への不信がある。PTSDなど精神障害を患った兵士に、軍部は、最初は現代医学にもとづき薬物療法で対処した。しかし、症状は改善するどころか、ますます悪化の一途をたどるばかり……。

さらにはPTSDにおちいった兵士による銃の乱射や自殺など異常行動の多発に、軍当局は頭を悩ませていた。

従来の西洋医学により化学薬剤を投与するやり方はまったく無力だった。それどころか、深刻な副作用、薬物依存、暴力衝動……など、二次的、三次的な社会問題が劇発……。

軍当局は、ヨガの「呼吸法」導入に踏み切った。

## ●一日たった五分驚くべき効果

それは、ヨガ呼吸法でも、もっともシンプルで初歩的なものである。

つまり「吸う息」「吐く息」に意識を集中させるトレーニングだ。

「……『吸って、吐いて』という、ゆっくりした呼吸のリズムにだけ集中していくと、結果的に思考がしっかりと休まっていく。一日たった五分でいい」（コーテ氏）

この〝ブレス・トレーニング〟を、米軍は毎日、兵士たちに義務づけている。

それが習慣化することで、以下一二項目の驚くべき効果を、兵士たちは実感している。

**①恐れや不安の軽減、②記憶力の強化、③免疫力の強化、④集中力強化、⑤うつ病の改善、⑥血圧の安定、⑦心疾患予防、⑧血糖値の安定、⑨適正な食欲の維持、⑩安定した睡眠、⑪外傷など痛みコントロール、⑫第三者への共感力強化……。**

ペンタゴンと同じようにＮＡＳＡ（米航空宇宙局）も、訓練にヨガ呼吸法を採用している。宇宙飛行士やパイロットの訓練に最適というが、たしかに、コックピットや宇宙空間では、パニックなど精神的錯乱を起こせば、命取りになります。

ヨガの呼吸法を実践することで、どんな状況に遭遇しても沈着冷静な対応ができるようになる。従来の薬物療法では、絶対に不可能な精神能力の向上です。

## 自分の吐く息をゆっくり数えてみよう

### ●「数息観」で長息をマスター

禅宗も、瞑想修行が中心をなします。座禅です。禅はヨガと仏教が合一化したものといえます。よって、「長息」呼吸法を重視しています。そこで教えられるのが、「数息観《すそくかん》」です。

これは、読んで字のごとく、みずからの「息」を「数」えて「観」るのです。

わたしは学生時代に韓国の禅僧から習い、以来、実践しています。

この呼吸法は、どんな状態でも実践できます。必要なのは、リラックスして行うということです。まず、ゆっくり息を吐きます。これは、呼吸法の鉄則です。

「呼吸」という文字は、「呼いて」「吸う」と書きますね。前提としては、お尻（肛門）をしめる。意識を「丹田」に集中する。この二点は忘れないように……。

呼吸は当然、鼻から腹式呼吸です。吐ききったとき、おなかが十分にへこむようにしましょう。心の中で「いーち、にぃー、さぁーん……」と数えながら吸い込み、十分に吸い込んだら、ゆったりと長く吐いていきます。数はほぼ一秒に一回のペースです。

最初は一呼吸の長さは一〇数える間（一〇秒）くらいにします。

慣れてきたら数える数、つまり吐ききる時間を長くしていきます。

「数息観」をクセにしてきたせいか、わたしの安静時の呼吸は約一分間に一回です。

しかし、ヨガ行者には三分間に一回などがあたりまえ。それだけ「長息」なら、「長命」もあたりまえですね。

## ●スタンフォード大の能力開発

「瞑想は、魂の呼吸である」

それは、生命力や直感力をたかめます。

アーティストやアスリートに瞑想を実践する人が多いのも当然でしょう。ポール・マッカートニーやマドンナなどは、瞑想により作曲などの創作能力を高めてきたのです。また、野球のイチロー選手も瞑想の実践で知られています。瞑想で意志力、発想力は、確実に高まります。

米スタンフォード大学は、心理学に関して先進的な研究で知られています。

『スタンフォードの自分を変える教室』（K・マクゴニガル著）が、世界的ベストセラーになっています。この本でもっとも強調されているのが、なんとヨガ呼吸法なのです。

著者のマクゴニガル博士は、最高能力（ＰＰ：ピーク・パフォーマンス）を達成するベストの方法は、「瞑想の呼吸法」と断言しています。つまり「呼吸に意識を集中させる」。

なんと、スタンフォード大心理学科も、ペンタゴンと同じ結論に到達しているのです。

その呼吸法の重要ポイントは「ゆっくりとした呼吸」という。

まさに「長息法」（ロングブレス）です。

「……この良質な呼吸法を心がけることが、心のキャパシティ（良識）を広げ、困難や逆境に強く、折れない、しなやかな心をつくりあげるのに、大変有効である」（同博士）

## ●「吸って」「吐いて」意識集中

博士は、具体的な呼吸法も指導している。

「……椅子に腰をかけて両足を床に着ける。あるいは、クッションの上であぐらをかく。、背筋をのばす。両手はひざの上。眼は閉じる。あるいは、白い壁の一点を見つめる。呼吸に意識を集中する。最初は心の中で『吸って』『吐いて』とつぶやく。数分つづけると、言葉にしなくても空気の出入りや、腹の収縮する感覚に集中できるようになる」

これは、お寺の座禅とちがって、自分の部屋でリラックスした気持ちで行えます。

「……他のことを考えたり、気が散ったりしたら、呼吸に意識をもどす。一日五分から始め、慣れれば一〇～一五分にのばす。短時間でも毎日つづける。筋トレと同じ。定期的に行うと、脳の灰白質《かいはくしつ》が増え、きたえられる。それで、大脳の前頭前野が活性化する。集中力が高まり、内部欲求や外部刺激に誘惑されなくなるのです」（マクゴニガル博士）

アメリカの軍事、宇宙、心理の分野で、くしくも古代ヨガの呼吸法を指導しているのです。

これもまた、超大国アメリカが西洋医学に見切りを付けたことの、決定的証拠です。

# 第12章　ハンド・ヒーリング（手当療法）は日本生まれ
## ――世界で脚光「レイキ」、日本は逆行、サギ罪！

### 世界でもっともポピュラーな「波動療法」

#### ●手のひらで〝冷感〟を察知

ハンド・ヒーリングは、「波動療法」でもオーソドックスな療法です。俗に「手当て療法」といわれます。治療師（ヒーラー）は患者の患部に手をかざして横に動かします。すると、手のひらに患部の波動を感じ取ります。

治療師の方にうかがうと、もっとも感じるのは〝冷感〟だという。冷えは、古来から万病のもとといわれます。その原因は、血行障害です。いわば、酸欠状態……。だから、体温も上がらず、臓器も冷えている。とうぜん、細胞も弱っています。そこが病むのもまたとうぜんです。

ヒーラーは手のひらに感じる〝冷感〟で、まず診断するのです。

ここまで読んできた方は、波動医学の原理をすでにご承知と思います。

細胞、組織、臓器は、各々固有の周波数をもっています。そこが疲れたり病んだりすると、固有周波数からズレた、乱れた波動を出します。疲弊、疾病が重いほど、周波数のズレは大きくなります。

訓練したハンド・ヒーラーは、その微細な変化を手のひらのセンサーで感知します。

それは、まさにたゆまぬ訓練、修練でえた特殊能力です。

## ●原理はMRIと同じ（ベッカー博士）

世界的な電磁生態学の権威、ロバート・ベッカー博士は、ハンド・ヒーリングの原理は「MRI（磁気共鳴映像法）と同じ」と明言しています。

MRIは、体内に電磁波を送り込み、その反射波などを読み取り映像化したものです。

MRIは電磁波を送り込み、センサー（受信装置）で感知する。

ヒーラーは波動エネルギーを送り込み、反射波を手のひらで感知する。

むろん、正確さでいえばMRIが格段にまさっています。しかし、こちらは人体に強力電磁波を送り込む。「あらゆる人工電磁波は有害である」（ベッカー博士）

これに対して治療師が送り込むのは、極めて微細な波動エネルギーなので、まったく安全なのはいうまでもありません。

## 「ＡＷＧ」「メタトロン」などと同じ原理

### ●氣エネルギーを送り込む

つぎにヒーラーは、患部に正常な波動を送り込みます。すると、臓器の乱れた波動は、この波動に共鳴して調律され、ほんらいの周波数にもどるのです。

言えばかんたんですが、これも、長年の修練が必要であることは、いうまでもありません。

以上をみると、ハンド・ヒーリングも、気功治療の一種であることがわかります。

気功師の手のひらからは、目に見えない強い波動エネルギーが出ています。それは、第2章で紹介した神沢氏の、猛獣たちをことごとく眠らせた氣パワーの証明で理解できたはずです。

このように、ハンド・ヒーラーたちが手のひらから出している波動、患者が患部から発している波動……それを一言でいえば、氣エネルギーです。

病人は、患部から陰の氣エネルギーを出しているのです。

臓器の波動の調整は、言い方をかえれば、氣エネルギーの調整です。

ハンド・ヒーリングのおこなってきた「診断」と「治療」を、現在は「ＡＷＧ」や「メタトロン」などの最新コンピュータが瞬時におこなっています（第16章参照）。

超高性能コンピュータとセンサーの「速さ」には、さすがのヒーラーもついていけません。

しかし、治療師には機械にない人間としての、あたたかみがあります。
やさしい笑顔、手のぬくもり、励ましの言葉……これらにはコンピュータもかないません。
だから、ハンド・ヒーリングの役割と仕事は、これからもつづいていくと思います。

## 日本発「手かざし」が、世界五〇〇万人に広まる

### ●日本で生まれた「霊気」(レイキ)

世界的に代替医療としてポピュラーなハンド・ヒーリング。そのルーツが日本にあった、ということを知らないひとが、ほとんどでしょう。

それは、俗に「手かざし」あるいは「霊気」(レイキ)と呼ばれ、庶民のあいだでは、広く行われていたのです。

「……民間療法であり、手当て療法、エネルギー療法の一種である。霊気は、民間療法における霊術・民間精神療法の潮流のひとつである。霊術の世界で『霊気』は、手のひらから発する〝癒しのエネルギー〟を指す言葉として、一般的に使われていた。『レイキ』は、一九二二年(大正一一年)臼井甕男《うすいかめお》が始めた『臼井霊気療法』(霊気)に始まる」

「彼は『安心立命』の境地を求めて、鞍馬山にこもり二一日間の断食を行う。二一日目の深夜、脳天を貫く雷のような衝撃を受けて、失神。目覚めたときには、治癒能力を得ていた」

「これが海外で独自に発展・簡略化したもの。霊気は、臼井の弟子の林忠次郎から日系アメリカ人ハワヨ・タカタに伝えられ、〝レイキ〟として、アメリカで行われ、タカタとその弟子によって、世界中に広まった」（ウィキペディア）

なるほど、レイキのルーツがよくわかります。

二〇〇七年には、世界中で約五〇〇〇万人が実践している、という。

「……健康維持や自己啓発に有効であるとも主張される。宗教で行われる『手当て』『手かざし』とよく似ているが、レイキ関係者は、レイキは宗教ではないとしている」

## ●ラーメンと同様ポピュラー

〝Ｒｅｉｋｉ〟は、日本発祥の言葉として、欧米を中心とする海外で認知度が高い。

「二〇〇一年に発行されたイギリスの辞書の新版では、新たに収録する日本語由来の英語の一つとして『Ｒａｍｅｎ』『Ｂｅｎｔｏ』『Ｇａｉｊｉｎ』などと共に『Ｒｅｉｋｉ』が、選ばれている」。つまり、『Ｒａｍｅｎ』と同じくらい、海外では有名なのです。

ぎゃくに日本で〝レイキ〟といっても、一〇〇人中一〇〇人が「ナニソレ？」でしょう。

海外でこれほど有名でも、日本ではまったく知られていない！

その理由の一つは、戦後ＧＨＱがこれらの普及を厳禁したからです。禁止の理由は「〝霊術〟であるから」。ＧＨＱの背後には、まぎれもなく〝闇の支配者〟フリーメイソンがうごめく。Ｇ

HQのトップ、マッカーサー司令官ですら、メイソンリーであったことが判明している。
さらに、「霊気」の起源にかんしても興味深い記述がある。
「……バーバラ・レイのように、レイキは古代から存在する、という意見もあり、古代チベットあるいは、古代インドを起源とする意見も少なくない。そのばあい、臼井は、再発見者または中興の祖とされる」「海外では、レイキは宇宙のエネルギーであり、臼井より以前、古代から存在するという説が主流である。古代より普遍的に存在するとする立場では、レイキは釈迦やイエスが行った癒しと関連づけられる」(同)
これが、正解といえるでしょう。

## ●日本では詐欺罪で逮捕される

なぜレイキが、これほど海外で根強い人気と支持を集めているのか？

理由は簡単である。「病気が治るから！」。

治療効果がなければ、五〇〇万人ものひとびとに普及はしない。

病気がじっさいに癒える！　だから欧米を中心に人気がある。

もう一〇年くらい前の情報だが、そのときですら、ドイツなど欧州一一か国でレイキが医療保険適用と聞いて、驚いた記憶がある。

レイキ治療を受けると医療費としてみなされ、医療機関には保険金が支払われる。

さて、発祥の地、日本ではどうだろう？

驚いたことに、「手当て」や「手かざし」治療を行うと、詐欺罪で逮捕され、刑務所に入れられる。

そんなバカな……と調べると、最高裁判決で、これらの行為は「詐欺犯罪である」と断定されている！

世界では合法、日本だけが違法……。

これが、情けない日本の現実なのです。

# 第13章「LP音楽療法」で全身の皮ふが震える
## ——アナログの圧倒的な響きが心身を癒す

## 栄養療法の権威は、音響療法の権威でもあった

### ●凄まじい音圧の響きを体感

その音響体験は、圧倒的でした。

目の前には、人間の背丈くらいある超大型のスピーカー。そこから、突然、ジャマイカ音楽が鳴り響いた。男性歌手ハリー・ベラフォンテのボーカル。かすれたセクシーな歌声が、音響ルームに充満した。ビンビンに全身の皮ふが音の響きに反応して、音楽が入ってくる！

大音量の声は、もはや音楽というより〝音圧〟である。歌声というより、大迫力の音の韻律……。これは、耳ではなく〝体で聴く〟音楽だな……と納得した。

つまり、音楽鑑賞をはるかに凌駕する音楽療法である。

「凄すぎるでしょう？」

にこやかな笑顔が目の前にある。この音響ルームの主、山田豊文氏。京都の杏林予防医学研究所所長。彼こそは代替医療に関する研究と啓蒙における日本の第一人者。その健康と栄養理論は、日本屈指といってよい。

彼が主催する研修講座には、全国から現役の医師たちが殺到している。

「食事で治せない病気は、医者もこれを治せない」（医聖ヒポクラテス）

現代医学の限界に悩み、挫折した医師たちが、山田氏の研究所のドアを叩く。

その一泊二日の研修講座は、募集とともにアッという間に満杯となる。

## ●横綱白鵬の連続優勝に貢献

山田氏の名声を高めたのは、プロ・アスリートたちにたいする栄養指導の成果だ。

プロ野球選手から力士まで、彼の指導により、劇的な成功を収めた例は数多い。

プロ野球では、往年の大打者、落合博光選手が三冠王を獲得するのに食事指導で大きく貢献した。

角界では、横綱白鵬の超人的な活躍を支えた。白鵬は山田氏の徹底した栄養指導やファスティングを真摯に実行し、八回連続優勝の偉業をなしとげた。

白鵬の圧倒的な強さの背景には、山田式栄養指導があったのである。

よって、白鵬の山田氏に対する信頼と感謝は、深い。二人は終生の友として友情を分かち合っている。白鵬は山田氏を郷里モンゴルに招待し手厚くもてなして、親交を深めている。

## 一万枚のLPレコードが奏《かな》でる至福のひととき

### ●垂涎《すいぜん》の逸品タンノイ・スピーカー

そんな山田氏の活動には、わたしは一目も二目もおいていた。

そして、指導では、適切なアドバイスをいただく間柄だった。

彼から誘いがあった。

「京都に来て、ぜひうちの音楽を聴いてください。凄いですから。病気も一発で治りますよ」

わたしは山田氏について、栄養療法では日本の第一人者と、高く信頼してきた。

しかし、音楽療法を行っているとは意外だった。

まず、京都のご自宅を訪問し、その専用音響ルームに圧倒された。

「このスピーカー、中に人が入れそうですね」

「タンノイです。日本に五セットしかありません」

タンノイといえば、オーディオマニアなら垂涎の逸品。英国老舗のスピーカーメーカーで、その音量の響きは、他の追随を許さない。

「タンノイは、他のメーカーと異なり、めざしているのは原音の再生でない。その音響の響きと

**写真51　■山田氏ご自宅の音響ルーム。巨大スピーカーが見える**

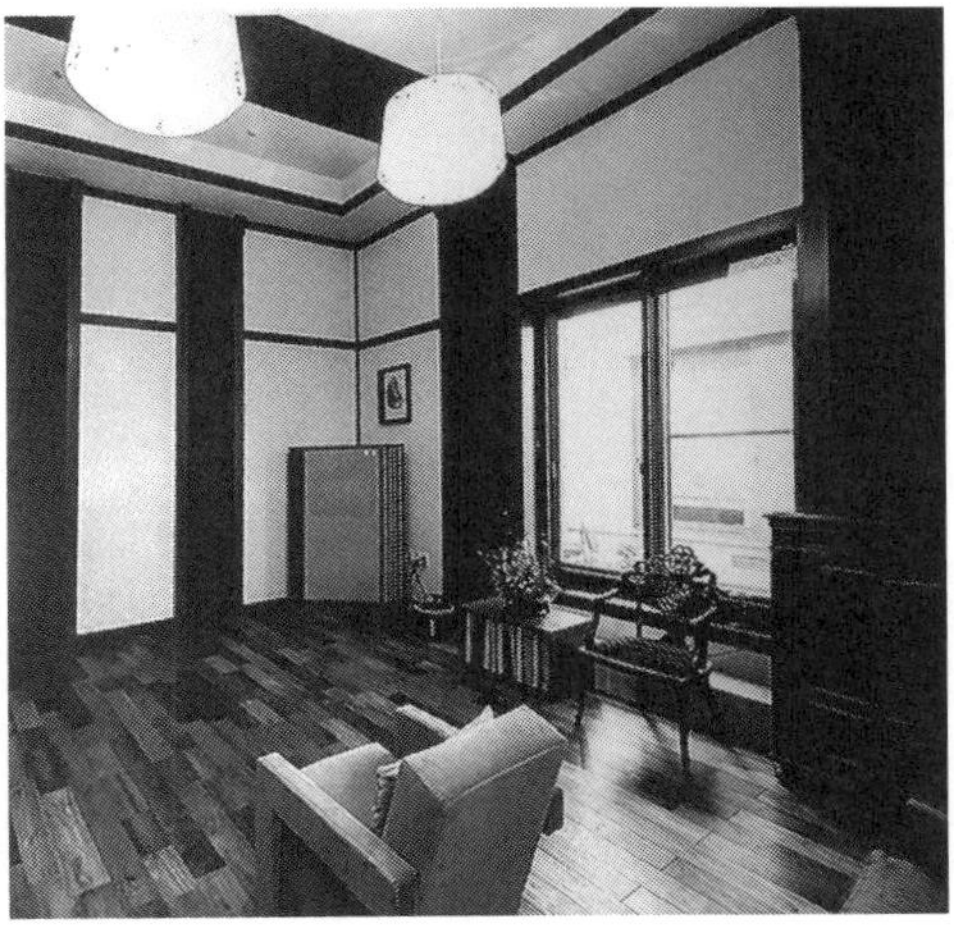

迫力こそが持ち味です」（山田氏）

――だから全身が音に包まれ、耳というより体で聴いている感覚ですね。

「そうです。これはLPレコードのアナログだから、体が反応し、感動するのです。デジタルのCDだったら、こんな体感はできませんよ」

## ●全身細胞が感動で震える

彼のLPレコードへの傾倒ぶりはすごい。

リスニングルーム隣のレコード庫の棚には、一万枚ものLPレコードが、じつに整然と並べられている。そして、世界の名品・タンノイをひたすら愛し続けて四〇年余り。

「……タンノイの最高峰『オートグラフ』は、いつの日にか手にしたいと思っていましたが、部屋の広さなどの制約もあり、なかば諦めて

いました」（同）

しかし、ついに決定的な出会いがあった。京都にハイファイ堂というヴィンテージオーディオの店ができた。そこに、憧れの「オートグラフ」実物があった！　即、購入。

専用のリスニング・ルーム（石井式）も作った。

不安と期待でＬＰレコードに針を降ろす。曲はマーラー交響曲第二番『復活』。

その音は、想像をはるかに超えていた！

新しいリスニングルームで再生される音は、今までとはまったく別物だった。

「……最後の一音に至るまで、低音も中音も高音も、まったく歪まずに、あの感動的なマーラーの音楽が、そのままに再生されたのです。聴き終わった後、全身の細胞が感動で震え、動けなくなりました」（山田氏）

## 美しい音楽は、美しいたんぱくを作る

### ●たんぱく質は精緻な立体構造

人はなぜ、音楽を聴くのか？

山田氏は、それはたんなる音楽鑑賞に終わらない、という。

美しい音楽の波動は、美しいたんぱく質を作るというから神秘的です。

つまり、生命や細胞のはたらきは、音響と深くかかわっている。

「……音楽を美しく再生して聴くいとなみは、生命体がたんぱく質を美しく作るしくみに酷似しているといわれます」

それはどういうことでしょう？

「……わたしたちの体を作っているたんぱく質は、二〇数種類のアミノ酸が数珠《じゅず》のようにつながっています。それによってできたヒモ状のものが、折り畳まれて複雑な立体構造をとったものです」

つまり、たんぱく質も、数多くのアミノ酸による複雑精緻な構造体なのです。

## ●音楽構造はたんぱく質と似る

「……しかし、アミノ酸の種類や順番が少しでもまちがったり、たんぱく質が作られる環境が酸やアルカリに傾いたり、あるいは高温環境にさらされたりすると、正しい立体構造が作れなくなります」

山田氏は、美しい音楽（音響）の波動の響きが、整ったたんぱく質の形成を助けるという。

「……このばあい、アミノ酸の種類のちがいは、オーディオ装置を構成する各パーツに相当する。たんぱく質が作られる環境は、オーディオルームに相当するでしょう。わたしは、そのような生命の仕組みに興味があるものですから、オーディオ装置を改良していくことと、たんぱく質を美しくつくることは、たいへんよく似ていると感じるのです」

音楽そのものの構造も、たんぱく質とよく似ている、という。

「音楽構造」＝「たんぱく質」。これは、なかなか興味深い着眼点です。

「……ドレミファソラシドの限られた音階は、二〇種類のアミノ酸に相当します。この音階の順番や組み合わせ方を変えることで、無数ともいえる種類の音楽が誕生します。うまく組み合わせると、人々を感動の渦に巻き込むほどの優れた音楽作品になります」（山田氏）

## たんぱく質がベートーベン『運命』を奏《かな》でた！

### ●天才音楽家ひらめきの源泉

音響作用とたんぱく質の形成は、分子生物学からも説明できる、という。

「……すぐれた音楽作品は、たんぱく質が元になっている、という解釈もあります。フランスの物理学者ジョエル・ステルンナイメール博士は、一九九三年に物理学と分子生物学の観点から、たんぱく質が合成されるときに、アミノ酸が発生する〝波動〟に注目しました。その後、二〇種類のアミノ酸のそれぞれに、音階を対応させ、特定のたんぱく質のアミノ酸配列に基づいて演奏してみると、それらは有名な曲になることを見出しました。これは『たんぱく質の音楽』と呼ばれています。たとえば『絨毛性性腺刺激ホルモン受容体』のたんぱく質を演奏してみると、ベートーベン『運命』のメロディになります。あるいは『Ｇたんぱく質シグナル伝達系調節因子』のたんぱく質を演奏してみるとモーツァルトの『弦楽四重奏曲第一五番』になります。また、『オキシトシン受容体』たんぱく質は、同じ曲の別パートになるようです。ほかにも、多くの例があります。たんぱく質のアミノ酸配列そのものが、〝音楽〟になっているのです。天才と呼ばれる音楽家は、それを感じとって譜面に映しだしたのだ……ということもできます」（山田氏）

## ●植物や酵母菌は細胞で聴く

「音楽とたんぱく質」同様に、「生命の営み」も音楽（波動）と密接に関わっています。

彼は興味深い例をあげる。

「……トマトや野菜にモーツァルトを聴かせるとよく育つという話は、みなさんも聞かれたことがあると思います。あるいは、お酒や味噌などの発酵を行う樽にスピーカーをつけてクラシック音楽を流している方もおられます。植物や酵母菌には〝耳〟がありません。しかし、〝音楽〟の効果があらわれているところをみると、彼らは全身の細胞により、音の振動をひろっているのだと考えられます」（山田氏）

生命体は、すべて、波動エネルギー体です。

だから、美しい音楽、つまり整った波動は、生物のたんぱく質などの構造を共鳴させ、美しい分子構成を形成するのでしょう。

## 〝闇の支配者〟は音で心身を破壊する

### ●良い音楽は良い遺伝子をオンに

「人間」と「音楽」の生理的な関係性について、近年、研究が進んでいます。

フィンランドでは、じつに面白い事実が証明された。被験者にモーツァルトの『ヴァイオリン協奏曲第三番』を聴かせたら、興味深い現象がおきました。

「……ドーパミンの分泌や輸送に関わる遺伝子とシナプス機能に関与する遺伝子の発現が増加したのです。そして、神経変性など病気に関係する遺伝子の発現は低下したのです。すぐれた音楽は、ヒトの遺伝子の発現にまで影響をおよぼすのです」(山田氏)

つまり音楽は、遺伝子のオン・オフまで導く。

良い音楽を聴かせれば、良い遺伝子がオンになる。

これは、良い波動が、良い遺伝子をオンにしているのです。

ぎゃくにいえば、悪い音楽を聴くと、悪い遺伝子がオンになる。

### ●悪い音楽は心も体も乱す

わたしは最近、若いひとたちとカラオケにいき、ちょっとショッキングな体験をしました。

わたしがマイクをもつと、懐かしの昭和ムード歌謡を朗々と歌います。

フランク永井本人より上手い！（苦笑）

ところが、若いひとたちが歌う歌を聴いてビックリ。それは激しいビートのロックやポップスで、なんとも気ぜわしい。歌詞は、歌っているのか叫んでいるのかわからない。

しっとりとした情緒などとは、まったく無縁の喧騒でしかない。おどろきました。

いまどきの若いひとたちは、こんなに喧《やかま》しい騒音のような音楽漬けになっているのか……。

かれらの精神構造が心配になります。

山田氏が指摘するように、悪い音は悪い遺伝子をオンにする。

つまり、悪い〝音楽の響き〟は、〝悪い病気〟をひきおこす。

## ●ロックは悪魔の音楽か？

最近の若いひとたちの顔をみると心配です。そこに若さの輝く生気が感じられないのです。

植物にロックを聴かせると、葉や茎は嫌がるように避けて伸びる、という（『未来を救う「波動医学」』前出）。

そういえば、「ロックは悪魔の音楽」という、厳しい指摘もあります。

それは、人類を支配してきたフリーメイソンなど〝闇の勢力〟が、若者たちの思考をマヒさせるため流行らせた……というものです。

「陰謀論」と切り捨てるわけにはいきません。闇の支配者たちは、音の波動が大衆の心身を支配することを、とっくの昔に熟知していたのです。

〝かれら〟は、家畜をコントロールするように、人類をコントロールしてきました。思考や感情をマヒさせ、盲目的、狂信的にに生きるよう、ロック音楽を流行らせてきた。

それは、おおいにありうることです。

ロックやヘビメタは、やはり心身を疲れさせます。

本書はサウンド・ヒーリングのさまざまな奇跡を紹介しています。

魂を癒すこれらのサウンドに、包まれて生きたいものです。

## ●アナログレコードは奇跡の発明

山田氏は、最後にしみじみと語ります。

「……ニーチェは『音楽のない人生は、誤謬にすぎない』という名言を残しています。人間にとって、良い音を聴くことのできる環境を持つことは、非常に重要であるといえます。そして、音楽のもつ本質に気づくことである、と思います。アナログレコードの発明は、本来なら消えてしまう奇跡の芸術を、自分の好きなときに、何度も再現することを可能にしました。これは、人類のあらゆる発明の中で、もっとも価値が高いものだと、私は思います。バッハやモーツァルト、そして、ベートーベンの音楽は、神が人類に与えてくれたものです。その最高の芸術を、自宅にいていつでも追体験できる優れたオーディオ器機とレコード芸術こそ、私の人生で、もっとも大切な宝物です」(月刊『ＳＴＥＲＥＯ　ＳＯＵＮＤ』他参照)

■問い合わせ先：杏林予防医学研究所　所長　山田豊文
〒６０４–８２７２　京都市中京区釜座通三条上る突抜町８０９
電話：０７５–２５２–０００８　Ｆａｘ：０７５–２５４–３３３２

# 第14章 光が癒す、色が治す、「カラーセラピー」
## ――ヘレンケラーも色を〝見ていた！〟

### 「色」と「心理」「健康」の深い関係

### ●「カラーセラピー」（色彩療法）とは？

「……副作用なし」「治療時の刺激なし」「多様な疾患に適応可能」「瞬間的に痛みをとる」「誰でも安心して受けられる」――これが「色彩治療」です。

「音」が波動なら、「光」も波動です。「色」も波動です。

生命体が病んでいるときは、波動が乱れているからです。

音響療法は、音の周波数に共鳴させて、生命波動の乱れを正すのです。

なら、光の周波数に共鳴させて、生命波動の乱れを正すことも可能です。

それが「カラーセラピー」（色彩療法）の原理です。

つまり、光エネルギーをつかって病気を治すというアプローチです。

「色」とは、いったいなんでしょう？　よく可視光線といいますね。これは、目に見える光という意味です。光も電磁波の一種です。その波長のうち、人間の視覚神経で認識できる波長の光を「色」というのです。その波長を分析していくと、ちょうど虹色になります。

雨上がりに空にかかる虹は、可視光線のグラデーションを示してくれているのです。

草原の緑。青々とした湖、風に揺れる桜のピンク……。

わたしたちが、日ごろ目にする「色」は、太陽の光が物質に当たったときの反射光です。

それが目に入り、目の網膜内で光を感知する「光受容体」たんぱく質に作用します。

それらは、オプシン、ロブプシンなどと呼ばれ、その反応が脳内の神経系統を通り、脳の「視覚野」に到達し、さまざまな色を認識するのです。

これを応用したのがビデオカメラです。

人間の眼とビデオカメラは、原理はまったく同じなのです。

## ●トランプ大統領と赤いネクタイ

「色で病気を治す？　初めて聞いた」と、ビックリするひともいるでしょう。

しかし、「色」と「健康」になんらかの関係がある。それは感覚的に理解できるはずです。

とくに「色」は「心理」に影響を与えます。

赤い色は情熱を感じさせます。トランプ大統領は赤いネクタイでよく登場します。これは、彼の戦闘精神を鼓舞する色なのです。ぎゃくに、冷静な交渉が必要な場では、青色のネクタイを締めています。これは精神を静める色だからです。

赤は精力を高める色です。昔から赤フンドシといいます。女性の腰巻きも赤です。それは、SEXを強める色でもあるのです。

闘牛場では、マタドール（闘牛士）が、真っ赤な旗を振って牛を挑発します。牛は泡を吹いて興奮し、突進します。まさに、赤は興奮の攻撃の色なのです。共産党の赤旗も、その闘争心をあらわしています。

黄色や橙など暖色系は、文字どおり、眼にするとあたたかい気持ちになります。ピンクは食欲をそそる色です。だから、レストランなどはピンクを基調にすると売上げが増すでしょう。

東洋の「風水」は、これら「色」と「心理」「健康」「運勢」を深く学び、応用しています。

## 細胞は光（バイオフォトン）を発する

### ●あらゆる生命は光っている

「……細胞からは、生体光子（バイオフォトン）が発生しています。これは、一九二三年に、ロシアの生物学者A・ダルビッチが発見し、その後、一九七四年にF・アルバート・ポップが光電子増倍管（高感度光検出機器）を用いて、DNAからバイオフォトンが発生していることを確認

図52　■正常細胞→異常細胞→正常細胞への再帰メカニズム

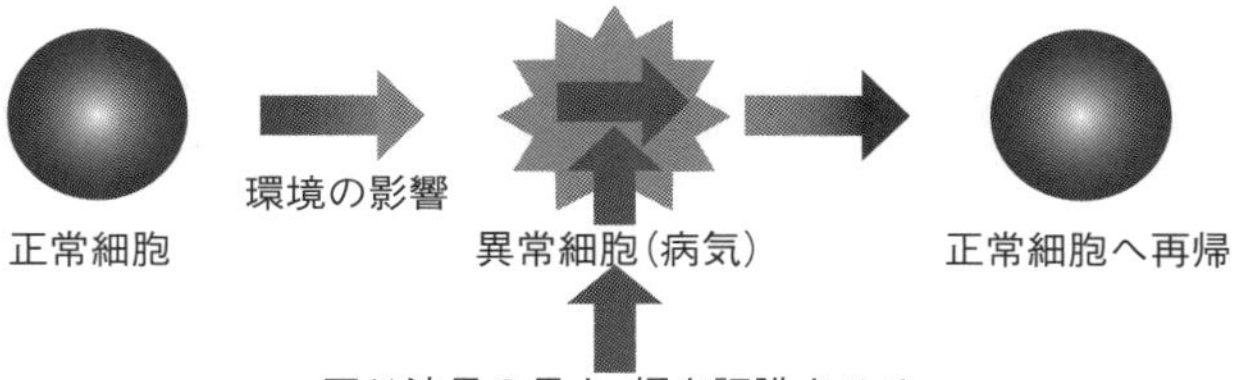
環境の影響
正常細胞
異常細胞（病気）
正常細胞へ再帰
同じ波長の長さ、幅を認識させる

しました。このバイオフォトンは、いいかえると光となります。このバイオフォトンの波長が、色彩治療の重要なキーワードとなるのです」（『色彩治療』要約）

つまり、あらゆる生命体は、光を発している。

あなたも、わたしも、光（バイオフォトン）を放射している。

これが、オーラの正体といえます。羊水に浮かぶ胎児は、荘厳な光（胎光）を発することが知られています。

生命が光を発する。それは、おどろくことではない。

ホタルの発光など、おなじみ。深海生物などは、まるでイルミネーションのように多彩な発光現象で暗闇を彩《いろど》っている。

## ●よい光でよい状態にもどる

あらゆる細胞は発光している。なら、その光の波長（周波数）は、器官や臓器が異常になると、乱れるはず。

これを感知して、光（色）刺激で脳に伝え、治癒物質を分泌放出させる。これが、「カラーセラピー」の基本です。

まさに「波動医学」の基本原理です。

「……細胞だけでなく、あらゆる物質から波長は出ています。『色彩治療』のカラー布も同じ。色が異なることによって、波長もすべて異なります。この波長は、細胞独自の活動内容によって、長さ・幅が変化します。そのときの身体環境の状況によって、めまぐるしく変化しているのです」。つまり、「色」（波長）も変化している。

「……正常細胞が、異常細胞へと変化していく。いわゆる〝病気〟になるとき、細胞から出る波長も変化しています。この波長に影響を与え、波長の長さ・幅を元の正常細胞と同波にし、その期間を長くすれば、正常細胞に再帰します」（同要約）

## ヘレンケラーは皮ふで〝見て〟いた！

### ●皮ふも「光」を感知する

「カラーセラピー」を探求、実践している組織があります。

「国際色彩診断治療研究会」です。しかし、その存在は、ほとんど知られていません。

マスメディアが、完全に黙殺してきたからです。既成医学界も完全無視です。

しかし、波動医学の勃興は、闇に追いやられてきた「カラーセラピー」を再興させるはずです。

「音」の療法とともに、「光」の療法も復興するでしょう。

光にたいして脳が反応するのは当然です。それで、われわれは外界を認識することができるのです。

しかし、眼の網膜細胞以外の細胞も、「光」や「色」に反応することがわかってきました。

「……皮ふに赤色のＬＥＤライトを照射すると表皮細胞から細胞間脂質液が分泌され、皮ふバリア機能回復を早めた」「青色では逆の現象が起こった」（同研究会リポート）

「皮ふ」も「眼」と同じように、光を感知している……！

つまり、皮ふも「色」（波長）を識別していた。

調べてみると、皮ふにも、眼の網膜にある光受容体たんぱく質（オプシン、ロドプシンなど）が発見されたのです。その数は、すでに三〇〇種類以上も見つかっています。

つまり、皮ふには「眼」と同じ機能が備わっていたのです。

皮ふで「見る」ことができる！　これは、まさに生命の驚異です。

「……皮ふには光を受容するたんぱく質が存在する。皮ふ自身が、光（波長）を感受し、光駆動たんぱく質をつかって、ホルモン分泌を調整したり、神経伝達物質を調整したり、自律神経のバランスに作用したりするのです」（同）

## ●全て〝見て〟いたヘレンケラー

ヘレンケラー女史といえば、三重苦で知られる偉人です。「見えない」「聞こえない」「しゃべれない」……その苦難を克服した女史は、自伝にこう記しています。

「……私は、太陽が葉から葉へ、照り返す光を〝見る〟ことができました。——こうして、見えないものの実証をとらえることができるようになりました」(『ヘレンケラー、私の生涯』より)

視覚、聴覚などが奪われているはずなのに、これはいったいどういうことでしょう。

「……私は、同じ赤でも、スカーレットとクリムゾンのちがいがわかります。私は色に濃淡があることも、濃淡がどういうものかもわかります。匂いや味にも濃淡があるからです。……連想の力が私に、『白』の高尚な混ざり気のないイメージとか、『緑』の生命力とか、『赤』から愛や恥じらいを連想させます。つまり、私の中に『色』がないということは、考えられません」(同)

まさに彼女は、皮ふによって、さまざまな『色』を〝見て〟いたのです。

## 「病気」の波動とつながる「色」(波動)を選ぶ

### ●「色」(波動)で検知し治療

さて——。「色」で病気を治す「カラーセラピー」の原理とは、どんなものでしょう？

それは——おのおの「病気」の「波動」とリンクする「色」(波動)をえらぶ——という。

おのおのの器官は固有周波数を持つ。病気は、その周波数の乱れで生じる。

正しい周波数を送り、共鳴させて乱れを正す。すると、病気は治る。

これが、波動医学の基本原理です。

「色彩治療」も、この原理にのっとっています。

原理は音響療法とまったく同じ。一方は「音」の波動で治し、他方は「色」の波動で治す。

さらに「気功」は「氣」の波動で治す。やはり、原理は同じです。

生命波動の乱れを、「波動」で診断し、治療するのです。

同研究会の解説です。

「……世にあるすべての物質は、素粒子、クォーク成分に細分化することができる。これら粒子の集合対が『物』であり『細胞』であり『人間』なのである。素粒子は、振動し、回転しながら、空間を飛び回っている。この振動のさいに、発生する『波動』が生じている」

いうまでもなく「色」も波動で、エネルギーを持つ。

つまり、「カラーセラピー」も波動療法の一種であることがわかります。

光遺伝学を用いると、容易に説明可能となる。

光遺伝学とは、光によって活性化されるたんぱく分子を用いる。

それにより遺伝学的機能を特定細胞に発現させ、光で操作する技術です。

こうして「色彩治療」のカラー布を皮ふに貼付することで症状緩和につながるのです。

カラー布を貼り付けるだけ。副作用はない。痛みもない。

……まさに、これからの医療であり、画期的な治療法となっている。

「色」で病気を治すメカニズムは、次のとおり。

**①治療用「色チップ」をツボに当てる↓②光受容体たんぱく質を誘導↓③神経を介して脳に伝達する↓④脳が治癒物質を分泌し完治する。**

脳から分泌される治癒物質は、「膠原病抗体」「痛覚抑制物質」さらに「抗ウィルス」「循環改善」「腫瘍縮小」「ホルモン分泌調整」を行う物質の分泌が確認されています。

つまり、選択された特定の「色」波動の刺激が脳に伝達され、治癒へ誘導を行うのです。

## ●波動を「同調」させる

以下は、具体的な治療ステップです。

### (1) 治療色の選択

「一つの粒子から『波動』が生じているのであれば、この『波動』と同じ『波動』を出す『色』を(Oリングテストなど)生体反応により『色素表』から抜粋して『疾患』に対応する『色』を作成する」

「メタトロン」などの波動診断治療装置は、コンピュータにより、各組織・器官に適正周波数の波動を送り込み、共鳴させて治療する。「カラーセラピー」は、「色」の周波数を用いて治療する。

### (2) カラーチップ(布)作成

「疾患」に同調した「色」を、転写紙に写してカラーチップを作成する。

「……人体からは、『波動』が出ている。波動に同調するカラーを用いると共鳴し±0となり、

図53　■正確な同調を読み取るために必要な「探索棒」

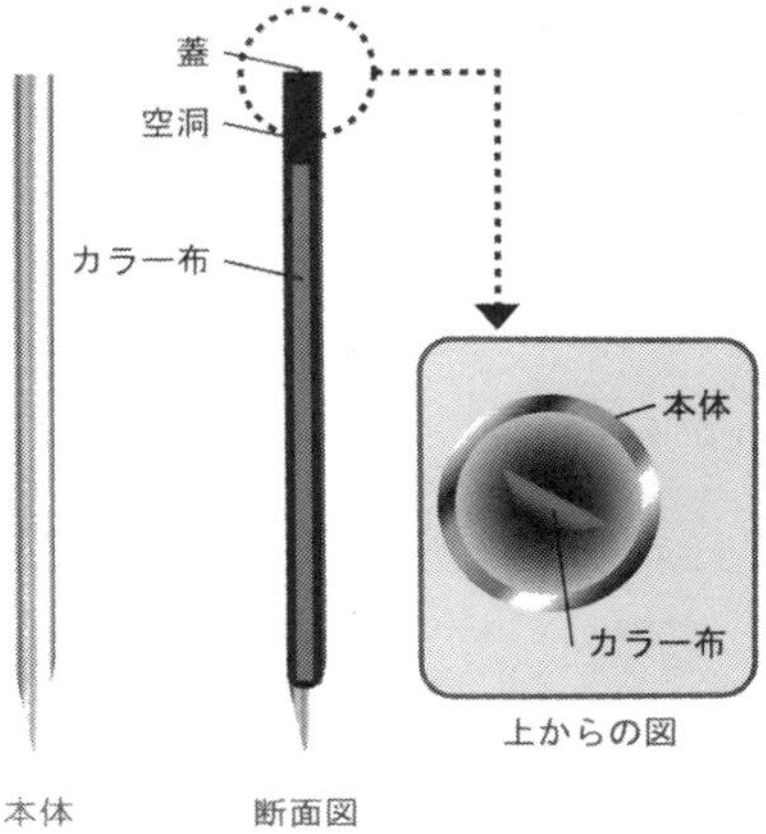


その瞬間『波動』が消失する。消失した現象を、施術側が認識あるいは感知する必要がある。それを行うのが、Oリングテストなどである」（同）

### (3) 探索棒を準備

「……皮ふ内の光受容体たんぱく質クリプトクロームは、ケラチノサイト（角質細胞）にも作用し、細胞間質液の量を調整する。この調整により皮ふ表皮の弾力に変化が引き起こされ、感知することを可能にする」（同）

「……正確な同調を読み取るために必要なものが『探索棒』である。真鍮《しんちゅう》で構成されており、『波動』を受け流すには、最適な金属となっている。これは、電波暗室で松下電器の科学者と共に作成したもの。最適な長さ、形状、構造を研究して製作された。いちばんの特徴は、まわりの環境により電磁波などの波動影響を受けないよう工夫されている」（同）

### (4) 同調チェック

「……探索棒に、選択した同調カラー布を装備し、病巣に九〇度の角度で当てる。探索棒から出る波長と病巣から出る波長が同調していると、打ち消し合ってゼロとなる」

「同調」は、どうやって確認するのだろう？

それは「探索棒の波動と同調するさいに、皮ふに起こる変化」が目安となる。

「……施術者が探索棒を持つと、棒の波動を施術者の身体（皮ふ）が情報を確認する。患者側が探索棒と同じ波動をもっていたばあい、施術側が、棒をもった状態で患者のツボ（主に「百会」）に近づけると波動の同調が起こり、波動が瞬時に打ち消される。そのさい、施術側の皮ふの弾力に変化が生じる。この反応を『陽性』と判断する。これにより、患者がどんな疾患をもっているか、把握することができる」（同）

つまり、治療を行う側の波動が介在する……。

この「色彩治療」のステップは、①問診、②診察、③カラー貼付け、④探索棒を選ぶ、⑤ツボの選択、⑥同調確認となる。これを経て、個々の⑦疾病治療を行います。

## 「ガン光免疫療法」低コストで九割に効果！

### ●近赤外線でガン細胞が死ぬ！

ここまで読んでも、首をひねる方も多いはずです。

「『色』が病気を治すなど、初めて聞いた……」

半信半疑になるのも、とうぜんです。

ところが、最近、つぎのようなニュースが飛び込んできました。

『ガン光免疫療法』――低コストで9割の人に効果……」（『週刊新潮』2019年1月17日号）。

そこには「オプジーボは不要になる？」との見出しも。「光療法」がメディアにとりあげられた！

まさに、時代の激変を感じます。

この光療法を開発したのは、米国立衛生研究所（NIH）主任研究員の小林久隆博医師。

『光』がガン細胞を死滅させる……。その発見は、偶然だった。ガン細胞を生きたまま、蛍光物質で光らせるための実験で、それは起こった。近赤外線を当てると、ガン細胞が次々に死んでいく。これじゃあ、実験にならんなあ。

顕微鏡を覗くと、ガン細胞が次々に弾けていく。見たことのない現象が起こっていた」（同誌）

――これは、ガン治療に使える！

## ●一瞬でガン細胞は崩壊した

何百と作っていた実験用色素の一つ「IR700」は、特定周波数の近赤外線を出している。

その光を当てた瞬間、ガン細胞は、それまで水溶性だった性質が一変して不溶性になった。

そして、一瞬で崩壊した！

「……近赤外線をパッと当てた瞬間に、抗体の形が変わることで、ガン細胞表面の抗原が引っ張られて、細胞膜に瞬時に一万個近くの傷がつく。その結果、傷口から周囲の水分が細胞内に侵入して、ガン細胞がプチプチと割れることがわかりました」（小林医師、同誌より）

特定周波数の「光」で、ガン細胞が死滅する。

つまり、特定の抗原が、ある色素が発する光（周波数）を吸収し、変形してガン細胞を攻撃し、瞬時に破壊した……。小林医師は、その特定周波数の色素「ＩＲ７００」に反応する抗体を〝ナノダイナマイト〟と命名した。

これまでの治療成績は、頭頸部ガン患者一五人のうち、ガンが寛解…七人。かなり小さくなった…七人。進行は変わらない…一人。つまり、「治療が効いた」ことを示す「奏功率」は、九三・三％という高い結果を示している。

## ●オバマ大統領も絶賛演説

二〇一二年、このガン〝色彩療法〟の成功を絶賛したのが、オバマ大統領である。一般教書演説で、この安全なガン代替療法を称《たた》えたのだ。こうして医学界も「光免疫療法」の可能性に注目し始めた。しかし、日本のマスコミは相変わらず黙殺したまま……。

『週刊新潮』のスクープは、その沈黙を破ったかたちだ。

注目すべきは、この「光療法」は、きわめて低コストで施術できる点だ。用いるのは点滴と小型の赤外線照射装置のみ。
「この照射装置は一台三〇〇万円程度ですから、小さな病院でもさほど負担にはならないはずです」(小林医師)
これは、世界のガン治療にも朗報といえる。コストは安くて副作用もない。
患者に当てるのは、特定の「色」の「光」だけだからです。
「……重粒子線治療の施設建設などには一五〇億円前後かかるといわれている」「しかし、光免疫療法は、装置は安価でも効果は絶大だった」「今世紀どころか、数年以内にガンは怖い病気ではなくなりそうだ」(同誌)
黙殺されてきた「カラーセラピー」に、文字どおり「光」が当たりはじめた。
この変化を、心より喜びたい。

■問い合わせ先：国際色彩診断治療研究会
〒790-0814　愛媛県松山市味酒町2-9-9
電話：089-945-7921　Fax：089-913-5040

# 第15章　「アロマテラピー」そうか！〝香り〟も波動だ

## ――アーユルヴェーダから始まる癒しの秘法

「美臭」は整った波動、「悪臭」は乱れた波動……

### ●「よい香り」は生命力を高める

「音」「色」と同じように、「香り」も波動エネルギーです。

聴覚、視覚、嗅覚は、どれも外部環境を波動で感知し、脳に伝えます。

五感つまり①聴覚、②視覚、③嗅覚、④触覚、⑤味覚は、すべて波動エネルギーを、人体の感覚器官を通じて脳に伝えています。だから、残りの④触覚、⑤味覚も波動です。

指圧などは④触覚を活かした波動療法であり、美味は⑤味覚を通じた癒しといえるでしょう。

「香り療法」（アロマテラピー）は、古代より行われてきました。

嫌な臭いは、「悪臭」として嗅覚神経を刺激します。それは、乱れた波動です。

その乱れた刺激が脳に伝わります。脳は、その悪臭から離れるように肉体に指令を出します。

悪臭にウッとのけぞるのは、その反射のあらわれです。

「美臭」とは整った波動です。たとえば美味しい食物が放つ香りがそうです。

その波動刺激は快感をもたらし、脳の食欲中枢を刺激します。

わたしたちは、美味しい料理に出会うとまず、うっとりとその香りに酔います。

また、好きな異性の匂いに魅かれたときも、生命力は高まります。

食欲、性欲は生命エネルギーの原点です。

つまり、よい香りの波動は生命力を高め、悪い臭いの波動は生命力を低めます。

## ●古代インドから伝わる秘法医学

日本にも「香道」があります。

「香り」によって精神を静め、清め、修める……という修養の道です。

香りの療法は、世界各地に存在してきました。これらを総称して「アロマテラピー」といいます。その代表が、古代インドから伝わるアーユルヴェーダです。

これは、インド大陸に伝わる伝統的医学です。語源は「長命」「生気」を意味する古代サンスクリット語〝アーユス〟と、「知識」「学問」を意味する〝ヴェーダ〟に由来します。

それは、もう一つの伝統的医学、ヨガと重なります。

ヨガは食事、呼吸、体操を重視しています。

## 図 54　■アロマテラピー（芳香療法）に用いられる材料植物の一覧

| 精油名（50 音順） | 材料植物の通称 | 学名 | 科 | 抽出部位 | 一般的な抽出方法 |
|---|---|---|---|---|---|
| ウイキョウ油 | スターアニス（和名・トウシキミ、ダイウイキョウ、八角） | Illicium verum | シキミ科 | 果実 | 水蒸気蒸留法 |
| | フェンネル（和名・ウイキョウ、ショウウイキョウ） | Foeniculum vulgare Mill. | セリ科 | 種子 | |
| オレンジ油 | オレンジ（和名：アマダイダイ）、ウンシュウミカンなどミカン属の植物 | Citrus sinensis、Citrus unshiu | ミカン科 | 果皮 | 圧搾法 |
| クラリセージ油 | クラリセージ（和名：オニサルビア） | Salvia sclarea L. | シソ科 | 花付き全草 | 水蒸気蒸留法 |
| ケイヒ油 | ケイ（生薬の桂皮を採る木） | Cinnamomum cassia Blume | クスノキ科 | 葉付き小枝 | 水蒸気蒸留法 |
| | シナモン（和名・セイロンニッケイ） | Cinnamomum zeylanicum Nees (Lauraceae) | | 樹皮 | |
| タイム油 | タイム（和名・タチジャコウソウ） | Thymus vulgaris L. | シソ科 | 花付き全草 | 水蒸気蒸留法 |
| チョウジ油 | クローブ（和名・チョウジ） | Eugenia caryophyllata Thunb | フトモモ科 | 花蕾 | 水蒸気蒸留法 |
| ティーツリー油 | ティーツリー、ティートリー | Melaleuca alternifolia Cheel | フトモモ科 | 葉付き小枝 | 水蒸気蒸留法 |
| ペパーミント油 | ペパーミント（和名・セイヨウハッカ） | Mentha piperita L. | シソ科 | 花穂付き全草 | 水蒸気蒸留法 |
| マジョラム油 | マジョラム（和名・マヨラナ） | Origanum majorana L. | シソ科 | 花穂付き全草 | 水蒸気蒸留法 |
| ユーカリ油 | ユーカリプタス（和名・ユーカリ） | Eucalyptus globulus, Labill.、Eucalyptus radiata Sieber | フトモモ科 | 葉 | 水蒸気蒸留法 |
| ラベンダー油 | コモン・ラベンダーなどラヴァンデュラ属の植物 | Lavandula angustifolia | シソ科 | 先端部分および花 | 水蒸気蒸留法 |
| レモン油 | レモン | Citrus Limonum Risso | ミカン科 | 果皮 | 圧搾法 |
| バラ油 | ダマスク・ローズ、ケンティフォリア・ローズなどバラ属の植物 | Rosa × damascena、Rosa × centifolia | バラ科 | 花 | 水蒸気蒸留法、溶剤抽出法 |
| ローズマリー油 | ローズマリー（和名・マンネンロウ） | Rosmarinus officinalis L. | シソ科 | 花付き全草 | 水蒸気蒸留法 |

（出典：Wikipedia）

図55 ■ドーシャ・バランス ――「風」「土」「火」の調和

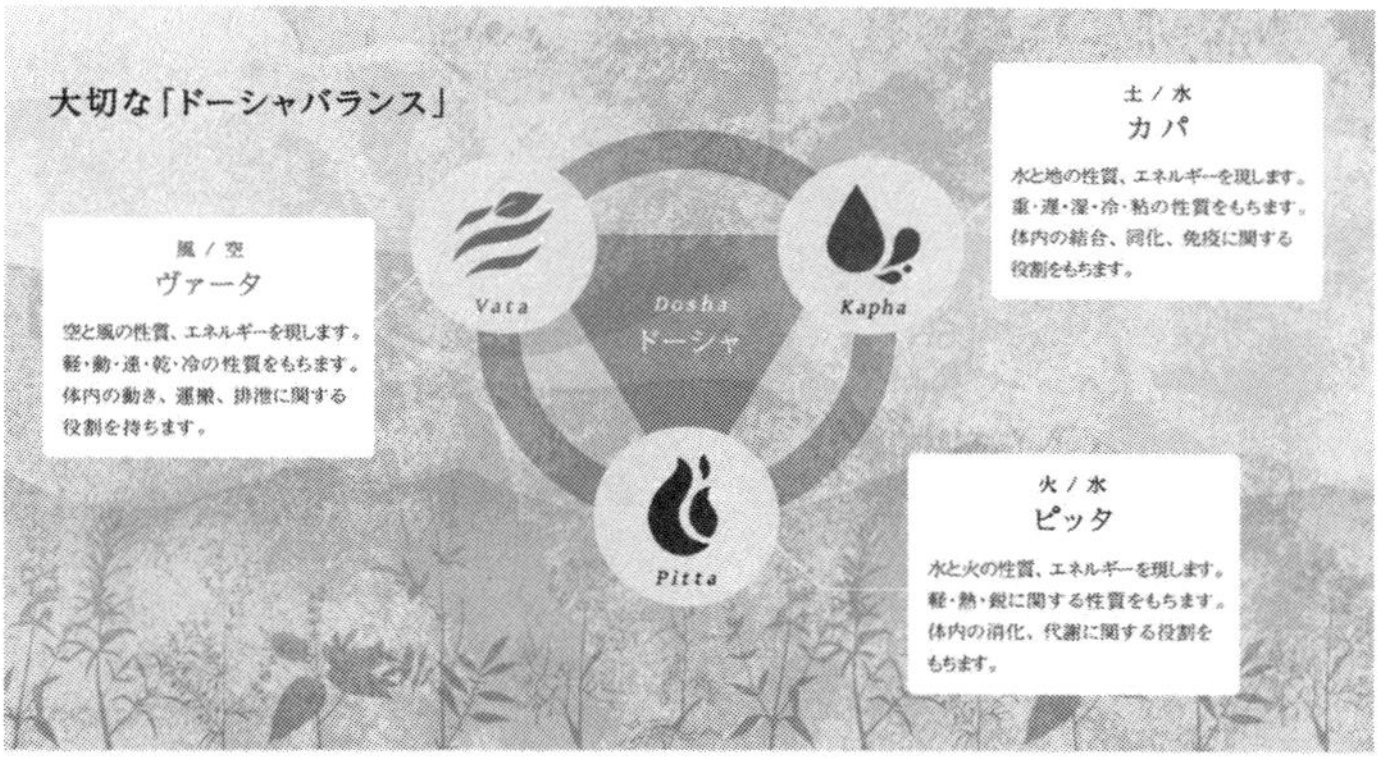
大切な「ドーシャバランス」
風 / 空
ヴァータ
空と風の性質、エネルギーを現します。
軽・動・速・乾・冷の性質をもちます。
体内の動き、運搬、排泄に関する
役割を持ちます。
Vata
Dosha
ドーシャ
土 / 水
カパ
水と地の性質、エネルギーを現します。
重・遅・湿・冷・粘の性質をもちます。
体内の結合、同化、免疫に関する
役割をもちます。
Kapha
Pitta
火 / 水
ピッタ
水と火の性質、エネルギーを現します。
軽・熱・鋭に関する性質をもちます。
体内の消化、代謝に関する役割を
もちます。

（出典：「生活の木」HP）

これにたいしてアーユルヴェーダは、食事、生薬《しょうやく》、手技を重んじます。

手技とは薬油を用いたマッサージです。

生薬の中には、薬草（ハーブ）も含まれます。

これらから精油が精製され、「アロマテラピー」（芳香療法）に用いられるのです。

図54は、その材料植物の一覧です。

## ●アーユルヴェーダ専門大学も

アーユルヴェーダは、生命の源は三つの要素（ドーシャ）からなる、と考えています。

それが①風（ヴァータ）、②土（カパ）、③火（ピッタ）です。

これらが調和した状態がドーシャ・バランスです。

それが不調和になると病気が生じます。

現代インドには、アーユルヴェーダ医師の国家資格（BAMS）があります。

大学で学んで資格を取得すれば、医院を開業することもできます。アーユルヴェーダを教える大学は、インドでは一〇〇以上あり、専門大学院が設立されている大学すらあります。

ＢＡＭＳ医師の教育期間は、一年間の研修機関を含めて、五年半にもおよびます。

インド政府が、伝統医療を誇り、深く理解、評価していることに感動します。

# 天然香料と合成香料はこんなにちがう

## ●芳香波動に心身が共鳴する

「アロマテラピー」とは、精油（エッセンシャル・オイル）の芳香さらに植物に由来する芳香をつかって、病気の治療を行う医療です。

その他、外傷や心身治癒、病気の予防、ストレス解消、リラクゼーションなどを行います。

つまり、芳香の整った波動に、心身の波動を共鳴させ調和させるのです。

原理は「音」「色」の波動療法と同じです。

いい香りをかいだとき、だれでも、ほっとしていい気分になります。さらには疲れがとれ、心の安らぎを感じます。まさにこれこそ、「アロマテラピー」そのものの効果です。

ストレスとは、交感神経の緊張からおこる不具合です。

それが、芳香のバランスのとれた波動に心身波動が共鳴し、整った波動が回復します。

じっさいに「アロマテラピー」を体験してみました。

たとえば、オレンジ精油を一滴手のひらに垂らします。それを、両手でこすり合わせて、顔をおおい、深く呼吸します。さわやかな柑橘系の香りが肺から全身に広まっていくような、清々しさに包まれます。

ナルホド……全身の疲れが、スーッと一瞬で抜けていく爽快感です。

これは「サウンド・セラピー」で、調和のとれた音響を聴いたときに感じる快感と通じます。

## 〝手の命題〟天然と合成の違い

「アロマテラピー」で用いられる精油は、天然由来であることが原則です。

ここは、たいせつなポイントです。

石油化学工業は、合成香料の分野でもめざましく発展してきました。

いまや、どのような香りでも合成できないものはない……とすらいわれます。

では天然香料と同じ化学構造式の合成香料なら天然香料と同じか？

じつは、そうではない。

天然物質の分子構造には、面白い一面があります。それが、〝鏡面体《きょうめんたい》〟の存在です。

これは、鏡に映したように二種類の構造体が存在するという意味です。あなたの両手を見れば、理解できるでしょう。右手、左手は、ちょうど鏡に映したように対称形です。

天然物質も、すべてこのように二種類が同じ量だけ存在するのです。

これを、自然科学では〝手の命題〟と名づけています。

なぜ、自然界には〝鏡面体〟が存在するのか？　その理由は、わかっていません。

さらに興味深いことがあります。

合成化学技術を用いて何らかの物質を作成しても、一種類の構造体しかできないのです。

これは「右手ができた」が「左手がない」のと同じです。つまりは〝片手落ち〟なのです。

これが、天然物と合成物との決定的なちがいです。

## ●合成は自然波動を出せない

たとえば、天然オレンジ精油には〝オレンジ香料〟二種類が共存しています。

このアロマ効果は、二つの〝鏡面体〟により発揮されるのです。

しかし、人工的な合成オレンジ香料は一つの〝鏡面体〟のみ。だから、正しい〝香り波動〟を出していません。それは、不自然な香りの波動です。つまり、乱れた〝香り波動〟なのです。

これは、オーディオCDの波動が、自然音とは異なることにも通じます。CDの音楽は、正しい〝音の波動〟を出していない。CDの波動は非可聴域の二〇ヘルツ以下、二万ヘルツ以上をカットしています。さらに、アナログ波形ではなく、階段上のデジタル波形です。

だから、CDのこの不自然さが、CD音響療法の効果を妨げているのです。

CD音楽は目のさめるクリアサウンドだけど、長く聴いていると疲れてくる。

同様に、合成香料も疲れてきます。

## 臭いでクラクラ……洗剤、消臭剤の「香害」

### ●合成香料で頭が痛くなる

最近はアロマブームです。合成洗剤にまで、さまざまな合成香料が配合されています。

よく、「安物の香水で気分が悪くなった」といいますね。

高級な香水は、ほんとうのフラワー・エッセンスです。安物は、いうまでもなく石油系の合成香料です。テレビでCMしている〝いい香りの洗剤〟や〝消臭剤〟はすべて、安物の不自然な合成香料です。

自然な花などから採取、抽出した天然香料なら、あんなに安く販売できるわけがない。

最近、「公害」ならぬ「香害」が問題になっています。

合成洗剤、柔軟剤、消臭剤から抗菌剤まで、なんでもかんでも、人工の合成香料をタップリ配合している。そのため、その人工香料でアタマが痛くなる。

まさに〝香害〟です。合成香料は、一つの〝鏡面体〟からなる不自然な存在だからです。

香料専門家ですら、この合成と天然を分ける〝手の命題〟について、まったく無知です。

だから、身の回りを合成香料だらけにして「香害」をばらまいても、まったく平気なのです。

## ●化学物質過敏症は心身の悲鳴

なるほど合成香料も、半分は天然系の香りを放ちます。

だから、昨今のアロマブームでも、主役として大活躍しています。

しかし、天然香料と同じ正しい波動エネルギーは出していない。

そのことは、理解しておくべきです。

洗剤や消臭剤の合成香料で、頭が痛くなった。気分が悪くなった。

それは、乱れた香り波動に心身の波動が共鳴し、〝乱れて〟いることの証しです。

つまり、化学物質過敏症を引き起こしているのです。

これはまさに、〝文明の病〟です。不自然な合成化学物質が身のまわりに溢《あふ》れたため、心身が過敏に反応しているのです。新築の家に住んで頭が痛くなる、呼吸が苦しい、イライラするなど、シックハウスの仕組みが典型です。

現代人は、一〇万種を超える合成化学物質に囲まれて生活しています。

これらはすべて、天然物質とは異なる不自然な〝乱れた波動〟を出し続けています。

化学物質過敏症は、これら乱れた波動から生じる心身の悲鳴なのです。

## 医療・介護でも取りいれられる「アロマテラピー」

### ●治療効果も次々に確認される

石油合成化学が起こったのは二〇世紀半ばからです。それ以前には、合成香料はまったく存在していませんでした。つまり、古来からの伝統的な精油療法は、合成香料とは無縁だったのです。

「アロマテラピー」という言葉自体、一九三〇年頃に、フランスの調香師ルネ＝モーリス・ガットフォセが唱えたものです。「アロマ」（芳香）と「テラピー」（療法）をかけあわせた造語です。

この伝統医学は、一九九〇年以降、世界的に大流行しています。

医療現場でも、以下の効能が確認されています。

**①ストレス疾患、②うつ病、③不安症、④睡眠障害、⑤月経困難、⑥不感症、⑦疼痛……。**

「……（アロマテラピーとは）殺菌作用をもつ精油は、せっけんなどに配合されたり、歯科などでも模索されている。現代では、自己管理の健康法としても用いられている。先進国の産業社会に反対するカウンターカルチャー（対抗文化）であり、ニューエイジの一つのライフスタイルである」（ウィキペディアより）

## ●美容と治療と心理の三流派

現在、「アロマテラピー」には二つの流れがあります。

美容を目的とするのは「エステティック・アロマ」です。

医療、介護、看護で用いられるのが「メディカル・アロマ」です。

日本の医療現場は、フランスの「芳香療法」影響を強く受けています。

よって、民間の「アロマテラピー」との混同をさけるため、あえて「アロマセラピー」（香り療法）と呼んでいます。

つまり「テラピー」は美容法、「セラピー」は治療法なのです。

さらに現在、欧米では、三つの流れに分類されています。

**①アロマセラピー（芳香療法）**

心身の不調を癒す植物芳香療法です。慢性うつ病など精神的障害を軽減する目的でも施術されます。

**②アロマトロジー（芳香物質学）**

芳香物質の医療効果を研究します。内服、座薬、塗布、膣内への利用もある。医師やハーバリストという有資格者が行う内科的療法。

**③アロマコロジー（芳香心理学）**

芳香物質と人間の心理作用や脳への影響を研究します。人間の感情、情動だけでなく、行動によい影響を与える香りの立証も研究目的。名称は一九八二年、ＳＳＩ（嗅覚研究所）によって提案された。

ちなみに、芳香療法を行う人をアロマセラピストと呼ぶ。

英米や日本では、公的資格が存在しない。そのため、知識や能力には、大きな差がある。

日本でも、代替医療として関心が高まり、一九九七年、臨床医を中心に研究団体「日本アロマセラピー学会（ＪＳＡ）」が設立されている。

この年から、芳香療法に関する研究論文も増加し始めている。しかし……。

「日本では、保険診療と保険外診療の併用（混合診療）は原則として禁止されている。そのため、もともと保険適用である出産を含む産婦人科などのぞき、医療の現場ではほとんど行われていない」（同）

## ●一滴でシャキッと爽快感！

なにはともあれ、「アロマテラピー」をじっさいに体験されることを、おすすめします。

その大前提は、一〇〇％天然精油を用いることです。

人工の合成香料では、ぎゃくに頭痛、不快、目まいなど、化学物質過敏症の症状が現れます。

ただし、一〇〇％天然精油の効果は素晴らしい。

写真 56　■筆者が愛用する「エッセンシャル・オイル」セット

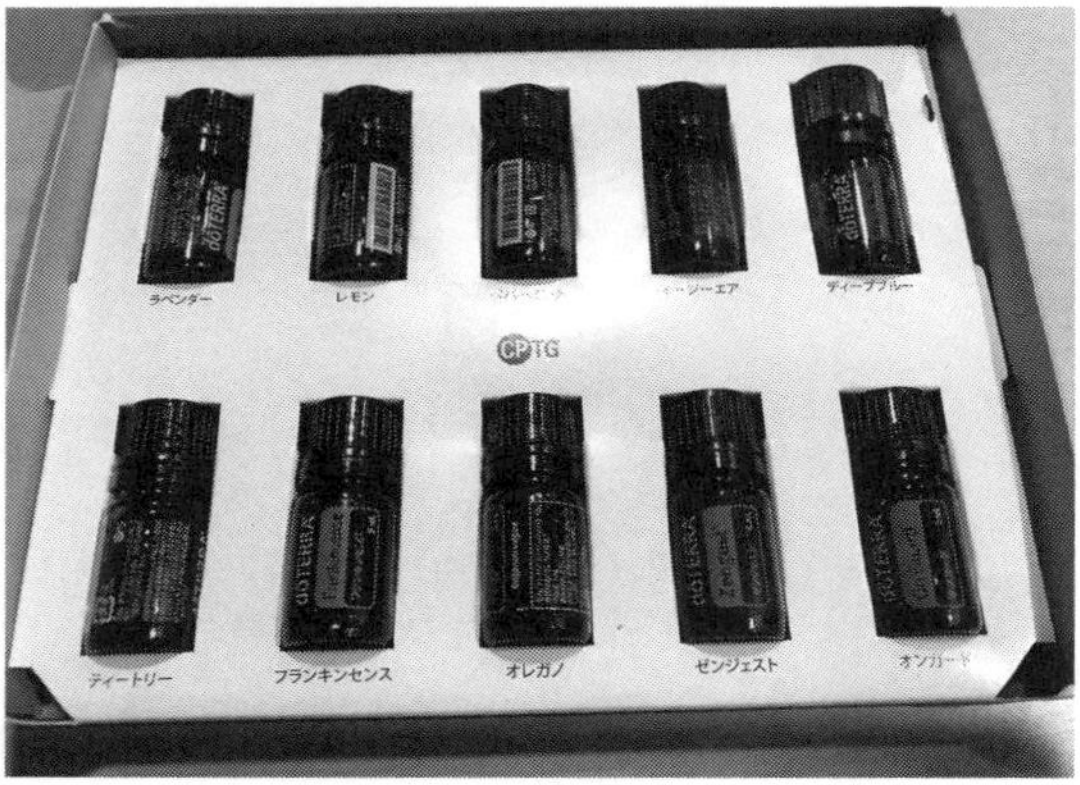


ラベンダー、レモン、ペパーミントなどの芳香を嗅ぐ。目がさめる……とは、まさにこのこと。芳香を嗅ぐと一呼吸でおどろくほど爽やかな心身の状態になれます。つまり、芳香療法には即効性があるのです。

さらに、首の裏側に精油を一滴のばす。すると、クールな快感が頭にしみわたります。

じつにシャキッとする。疲れたときとか、仕事の前におすすめです。

他のグッズや薬品では絶対に得られない、爽快な感覚です。

なるほど、古代インドから脈々と伝承されてきた理由が体感できます。

世界でヨガと並んでブームとなっているのも理解できます。

お洒落な香水のたしなみとは、またひと味（ひと香り）ちがったヘルス・ケアとして、さらに広がっていくでしょう。

# 第16章　「メタトロン」は、さらに進化する
## ——医学界を粉砕する電子医療機器の衝撃波

## 「波動測定」の元祖、A・エイブラムスの悲運

### ●量子波動による生理反応だ！

そもそも「波動測定」とは、いつごろ始まったのだろう？

英語では〝ライフエナジー・コンパス〟と呼ぶ。

その開祖をさがす。すると、アルバート・エイブラムス（一八六三〜一九二四）にたどりついた。米スタンフォード大学教授（病理学・内科医）。

彼は「腹部打診法」の権威だった。「打診法」とは、患者の身体を叩いてその反響音で診断する方法。それは珍しい手法ではない。私の記憶にも、昔のお医者さんが背中を指でポ

写真57　■アルバート・エイブラムス

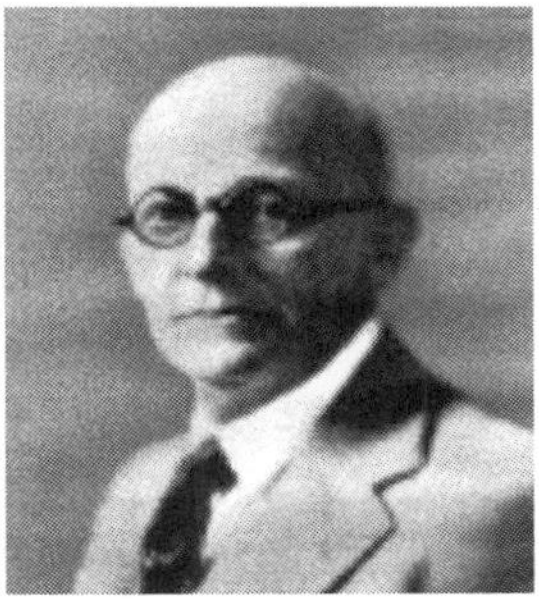

ンポン叩いて診断している光景などをおぼえている。エイブラムスはその「打診法」の研究過程で「身体の特殊反応」を発見する。物理・化学的な反応以前に、量子波動による生理反応を観察したのである。

それを、かれは〝ERA〟（エイブラムス電子反応）と命名した。

「……病気にかかった組織の細胞から出る未知の波動が、健康な人体によって感じとられ（受信）、記録される。それらの波動は、健康な人体の組織で性質を変える」（エイブラムス）

発見のきっかけは、以下の不思議な現象だった。

## ●ガン組織に触れると同じ反応が

（1）ガン組織の標本を被験者に触らせるだけで、症状と同様の反応が腹部打診音にあらわれた！（Oリングテストと同じ！）

さらに、奇妙な現象はつづく——。

（2）寝たきり患者と健康な助手を導線でむすぶ。すると、助手の腹部打診音で、となりの寝たきり患者の診断ができる！（症状の波動が共鳴している！）

（3）むすんだ導線間に、複数の可変抵抗器を接続する。すると、腹部打診音の変化にもとづき、病気や症状に固有の「ダイヤル数値」が特定できる。たとえば、ガン：五〇、淋病：五二、梅毒：五・五……。（症状を固有周波数に変換！）

（４）一滴の血液でも同様のことができた。彼は複数の可変抵抗器を直列につないだ測定装置を開発した。（体液は症状を記憶〈転写〉している）

さらに彼は、見事に未来の波動医学を予測している。

「……『病気は細胞起源のものだ』とする昔ながらの理論は、時代遅れで廃棄されなければならない。（病気により）細胞の分子組成が、構造的変化を受け、とくに電子数と配置が変化をこうむる。それにより、特徴的影響が後になって、顕微鏡で細胞の病気となって見えるようになるにすぎない」（エイブラムス）

**図58　■測定装置を用いたアルバート・エイブラムスの診察の様子**

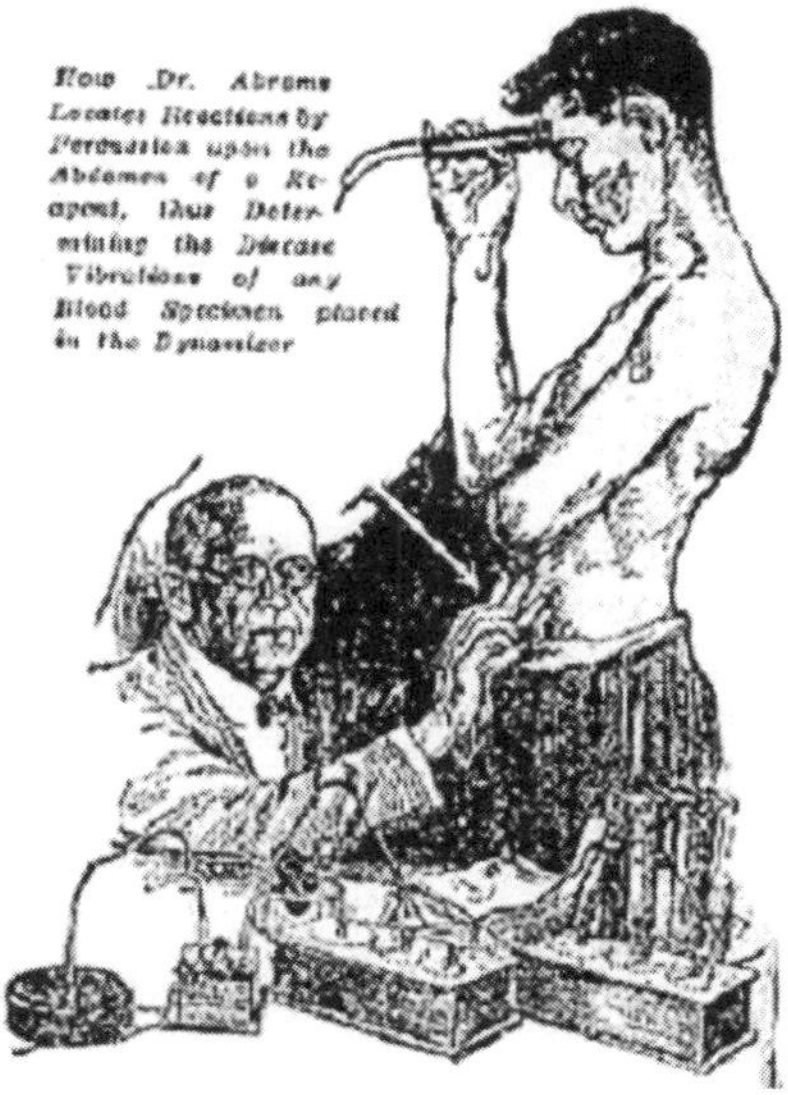


かれは、病気を物質由来とする従来の医学を否定している。それに対して、物質以前の未知なる波動を対象とする新たな「波動医学」を提唱したのである。

まさに、かれこそ、「波動医学」のパイオニアの尊称がふさわしい。

かれの発明した「ＥＲＡ診断装置」こそ、世界初の「波動測定装置」なのである。

かれはその装置で、患者の診断と治療に、数多くの成果を上げている。その業績は、一九一六年『診断と治療の新しい概念』に発表された。

後に、この原理を応用して、「メタトロン」や「ＡＷＧ」などが完成するのである。

しかし、その装置には、筆舌につくせぬ苦難が付きまとった。

## ●ＦＤＡ否定、一〇〇年が過ぎた

「……〝ＥＲＡ〟でいわゆる波動にもとづく生体反応を、検者のプローグ（検知棒）操作にともなう生体インピーダンスの変化としてとらえ、測定する。ともに病気や身体の不調を非物性レベルから改善・調整する装置として、臨床応用が進められている」（ライフエナジー・コンパス資料）

これだけ読んでも、ふつうの人にはなにがなんだか判らない。

当時、アメリカ医学界は、ロックフェラー財閥に完全に牛耳られていた。

〝かれら〟は、石油を医薬にかえてぼろ儲けしていた悪魔的勢力である。

とうぜん、米国食品医薬品局（ＦＤＡ）も、その支配下にあった。

「……エイブラムスが発見した生体反応を利用して、患者を非物性レベルから診断・治療するとの考え方は、従来の科学や医学にはないものである。そのあまりの先見性ゆえに、理解しがたい荒唐無稽な療法として、当時のＦＤＡでは否定されている。しかしながら、エイブラムスの〝Ｅ

RA〟発見以来、約一〇〇年……彼の発見に注目する多くの医師の手によって、その有効性は、確認されてきている」（同）

エイブラムス博士とその画期的偉業を圧殺したのは、まぎれもなくロックフェラー財閥だ。〝かれら〟の弾圧の憂き目にあったのは、博士だけではない。

数多くの先進的な理論、発見、発明そして技術が、無残にも打ち砕かれ、闇に葬られてきた。われわれは、その悪行の数々を直視しさらに犠牲となった学究たちの名誉を挽回しなければならない。

## 「波動」「断食」は近未来医学の二大潮流だ

### ●オカルトと笑う顔も引きつる

**生体の組織、臓器は、固有周波数を持つ。**
**周波数の乱れは、それらの病変をしめす。**
**乱れを正常にもどせば、病気は治癒する。**

これが、波動医学の基本理念です。その「診断」「治療」を、最先端センサーとコンピュータで行うのが「メタトロン」や「AWG」などの電子機器です。

前著『未来を救う「波動医学」』(共栄書房)で紹介し、大きな反響を呼んでいます。

この二つの最新鋭の医療器機は、それまでの波動医療にたいする偏見、誤解も打ち砕きました。

現代医学に決定的に欠けているのが、「波動」の概念でした。

「波動」こそが生命現象の原点であることを、現代の医学者は、まったくわかっていない。

「波動医学……? ああ、アレはオカルトだねぇ」

冷笑していた彼らの顔は、「メタトロン」「AWG」などの登場で、ひきつったはずです。

超高性能コンピュータの登場は、五〜二〇分で、人体約八〇〇〇か所もの〝診断〟を可能にしました。まさに、一瞬の早業《はやわざ》……。

顔面蒼白となったのは医学界だけではありません。

PET、CTスキャンなどの医療器機業界も絶句したはずです。

医学界に激変が起きています。わたしは前著でこう断言しました。

「近未来医療の二本柱は『波動』(バイブレーション)と『断食』(ファスティング)である」

この二つの原理を、現代医学の医者たちは、まったく理解していない。

だから、〝かれら〟は、まちがいなく落ちこぼれとなる。

## ●五〜二〇分着衣のまま痛みなし

前著で紹介した機種は「メタトロン・ネオ」。それは生体磁場バイオフィードバック技術を用いて、服を着たまま、五〜二〇分間、椅子でくつろいでいるあいだに〝診断〟は終了する。痛くもなければかゆくもない。受診者は、ただ拍子ぬけする。それで、全身七九九か所の〝診断〟が六段階でコンピュータ画面に表示される。

これは、組織、器官、臓器おのおの出す波動が、固有周波数からどれくらいズレているか、その度合いを六段階で表示している。

つぎに、ほんらいの正しい周波数をおのおのに送り込む。すると、病んだ臓器などは、それに共鳴してズレが調整され、正しい周波数にもどる。

つまり、瞬時に〝治療〟も可能となる（ただし、日本の薬事法上は、これら治療はできない）。

この奇跡の診断・治療装置の価格は、約二五〇万円。

医療機器としては、きわめて格安というしかない。

たとえば、〝欠陥〟ＣＴスキャン装置は、その価格はレントゲン撮影に比べて最低でも三〇〇倍、最悪、数万倍も発ガンＸ線被曝させる。その価格は最低でも一億円……！　日本人のガン一〇％以上は、ＣＴ検査で発ガンしている。こうなると〝ガン予防〟か〝ガン製造〟か、わからなくなる。政府も、メーカーも、医者も、その恐るべき危険性には、口を閉じている。

## 「メタトロン」は3D化、高速化で進化し続ける

「メタトロン」はあれから、どれほど進化したでしょう？　吉川忠久氏（日本ＩＰＰメタトロン協会）にインタビューした。

### ●一九八〇年代ロシアで誕生

**――「メタトロン」開発のいきさつは？**

「一九八〇年代、ロシアＩＰＰ社が開発したものです。発明者はネステロフ・ウラジーミル・イーゴレヴィッチ博士（一九五五〜）。最初の開発は彼の伯父に始まり、さらに息子さんから今の博士に引きつがれたのです」

**――生命「波動」といえば東洋的発想。何がヒントだろう？　彼らに東洋医学の造詣があった？**

「いや、東洋医学はなかった。一八五〇年代からアキモフ博士という方が理論構築していた。それを生体応用したのがネステロフ博士です」

**――「メタトロン」は、世界でどれだけ普及しています？**

「約一万八〇〇〇台ですね。欧米はじめ、世界中約五〇ヵ国に広まっています。ソ連崩壊後、技術者が分かれ、技術も離散し色々なパターンの波動装置ができた。でも、開発の基本コードがあ

写真59　■最新鋭機種『さくら』

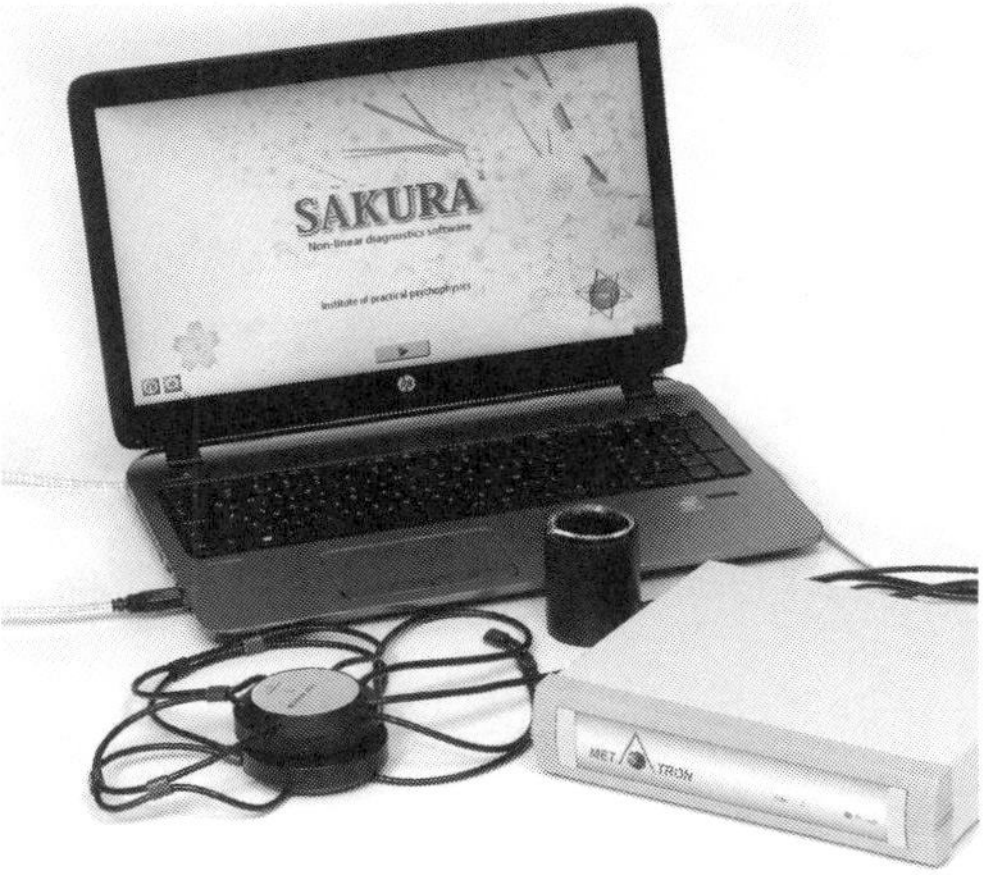


り、それはネステロフ博士が所有しています」

——それは「基本設計図」みたいなもの？

「そうです。それにしたがい、皆、いろんな波動装置を開発している。でも最初は、増幅周波数が低かった。CGも二次元（平面）でした。いまは、三次元（立体）でピンポイント表示しています。それも、コード技術があるからできることです」

## ●3Dは世界で「さくら」だけ

——3D（立体表現）ができるのは世界で「メタトロン」だけ？

「そうです。それが最新鋭機種『さくら』です」**（写真59）**

——「体のあらゆる臓器は固有周波数を持つ」と、解明した学者がいますね。それは歴史をさかのぼる？

「『モノには固有周波数がある』と、ドイツなどで、はるか前から言われている。ドイツは独自に波動装置を発達させています。今は、ドイツ製ならレオネックス社が大きい。この国はさらに発展しています。『メタトロン』を医療機器として最も普及させている。同国バイコム社は規模がはるかに大きい」

――ドイツは「メタトロン」先進国だ。

「普及率もすごい。国内で導入しているドクターが八〇〇〇人くらい。自然療法家でも約四〇〇〇人が購入・使用しています。動物病院ですら普及している」

――そんなに!? 情報は、まったく日本に流れてこない。

## ●ウィルス、寄生虫も除去

「私も二〇一九年から、バイコム製品も取り扱います。ロシアの機械は、体測定であるていどの診断は得意です。でも限界はあります。ドイツ製は継続して体に磁波を当て、ウィルスとか寄生虫にその周波数を当てて、体から情報を排除する」

――情報排除とは「追い出す」という意味?

「ハイ、体と共振しなくさせる」

――いわゆる免疫力を高める?

「そうです。ようするに細胞間の伝達を阻害する邪魔者が、寄生虫、ウィルス、電磁波などですから」

――いわゆる〝生命ノイズ〟だな。

「そういった存在に、ぎゃくの周波数を与える。それで打ち消し合って、体から排除する。すると、体の情報伝達がスムーズにいき、自然治癒力が回復する」

――現在の抗生物質など殺菌性のクスリは不必要になるね。

「アレはもう必要なくなる可能性があります（笑）」

――殺菌剤、抗ウィルス剤とか、化学毒で追い出そうとしている。それは、もういらなくなる！

「抗生物質などは、耐性菌ができて、ますます悪い方向にいきますから……。ただ、ほんらい人間が持っている自然治癒力さえあれば、そんなに影響はなかったはずなのです」

――もともと生命波動が強ければ……ね。

「ハイ。やっぱり食べ物とか添加物とか、汚染の影響で体自体がオーバーフローしています。有害物に体が曝露されてる感じですね。ドイツ製『バイコム』は、曝露している物を、全部周波数を使って処理していく」

――バイコム製「メタトロン」は、生命波動をバックアップしてくれるわけだ。

「ほんらいあるべき細胞間同士の情報伝達がスムーズにいく。それが波動医学だと思っています。その最新が『バイコム』。名前をネット検索すればすぐに出てきます。これは医療機器なので、日本になかなか入ってこなかった。使っている先生もまだ少ない。これから普及させていきたい」

## ●子どもを病気で亡くして

吉川さんが「メタトロン」に関わったきっかけは、子どもさんを病気で亡くしたから、という。彼は、本気で考えた。「体に害がない」「誰でもできる」「病気以前に体のことが判る」……そんな機械がないか？　悩み探しているうちに、「メタトロン」に出会った。

二〇年ほど前まで健康診断会社にいた。そこで「健診はおかしい」と感じてはいた。

当時から「波動機械」を入れたり「アロマテラピー」を導入していたという。

**――下地はあったわけだ。**

「食事は、マクロビオティックの久司道夫先生から玄米菜食の指導を直々に受けていました」

**――「メタトロン」は、薬事法がらみで、色々やりづらいでしょう？**

「そうですね。病気を『診断』『治療』するものじゃないと、言っています」

**――そうだね、それを言っちゃあいけない。**

「身体の病気になる前の（情報など）細胞間のやりとりが、いろんな物で阻害されています。それを調べて、病気になる前に、体の状態をチェックする。『メタトロン』の根本的な使い方です」

**――すると、普及の裾野も広くなりますね。**

「そうなんです。とくに『予防医学』測定装置でも無害のものは少ない。そこで『メタトロン』を使っていただく。病気の『診断』『治療』は先生方にお任せする。もっと前段階で『メタトロン』とか『バイコム』など、使っていただきたい」

――東洋医学でいう「未病」、この段階で手を打ちましょう、と。

「ちょっとした不定愁訴の原因を調べる。細胞の情報伝達が悪くなっている。何がエラーになってるか、それを探す。そういう考え方です」

――不定愁訴って、原因がわからんもんなぁ。

「頭が痛い、ノドが痛いとか……。そういったものに『メタトロン』を使って原因を見つけていただく」

## 「3Dさくら」はドクター向け

「メタトロン」は医療機器として輸入していない。だから、効能、用法にも注意が必要となる。

吉川氏も、東京都薬務局から、一度問い合わせを受けている。

「お宅の機械は医療機械じゃないの？」「治療とか、診断に使ってない？」

彼は、薬務局に出向いて、懇切に説明した。

「体の周波数を測っている機械で、『診断』とか『治療』は、いっさいやってません」

ホームページなども全部薬務局に明示した。当局の指示で、問題表現は全部削除してもらった。

東京都も「これだったら大丈夫です」と太鼓判を押している。

法的問題をクリアする一方で、「メタトロン」は目覚ましく性能を向上させている。

――「メタトロン」が進化……とは、３Ｄになった。それと、最初の商品は？

「『エメラルド』です。あれは二五〇万円くらい。最新バージョンが『３Ｄ・さくら』で七八〇万円くらい」

――いいお値段だけど、使い方指導、アフターケアまで含めた価格だね。

「メンテも含め、全部やってます。ほんらいの価格は五九〇万円くらいですが、指導料なども含めてですね。買っただけでは使いこなせない。キチンとメンテ・指導をさせていただいています。ちょっと上のタイプだと『２Ｄ・ウイルビーイング』があります。『エメラルド』の後継機種ですね。『３Ｄ・さくら』は、ドクター向けに開発されました」

## ●症状の悪い順に並びかえ

――３Ｄの、２Ｄにくらべてのメリットは？

「測定時間が短い。正確性が上がる。立体で見える。つまり調子悪いところが浮き彫りになる。さらに、測定が全部終わると、周波数のズレている順番に並びかえてくれる。そこから見ていく。すると、お客様の主訴に対する原因がわかります」

――なるほど、周波数のひどいものから、ザーッと並びかえる。

「『メタトロン』も類似品、粗悪品が、中国からいっぱい出ています。見た目はいっしょだけど、全然、これができない。基本的に測定精度が低い。並びかえできるのは、測定に信頼があるからです。医師の思っているところとまったく別の場所に、訴因があることも示してくれる。表面的治療でなく、深い根本的な原因を排除する治療ができますね」

――いわゆる〝深掘り〟ができる。

「原因がどのへんか、知ることができる」

## ●食べていい/わるいが判る

――日本の医師たちの間でも「メタトロン」への関心は急速に高まっている。

「使いこなしている先生だと、内海聡先生のように患者さん八〇〇〇人くらいやっています。もう一人の内科医の先生は、約四〇〇〇人やっていますね。医師たちは、完全に、治療前のイントロ（導入）で使っている、治療の〝診立て〟の一つとして採用しています。医療機器というより診断補助なのです」

――だけど、ロシアやドイツでは、治療にも応用している。

「もちろん、ドイツではクラス2Dなので、治療に使っていますね。ドイツの機械はすごいですよ。これまで、『ダウジング』『Oリング』に近いことで診断していた。皮ふに針を当てて経絡測定などしていた。これらは時間がかかる。そこで、ロシアの『メタトロン』を導入し、『バイコム』と合体させ治療に使っている」

――そんなに進化してるんだ！

「いいとこ取りですね。ロシアの技術とドイツのすごいところを両取りしたものが出て来ている。私は、今後それをやっていきたい」

――「メタトロン」で、患者の「食べていい／わるい」で表示される食材は、ロシア独自の食材です。日本人では合わないところもありましたね。

「『ウイルビーイング』『さくら』など最新バージョンは、日本食材も入っています」

## ●ガンが治るといったら危ない

――最後に疑問点です。『メタトロン』は、ガンの診断はあえて曖昧《あいまい》にしているように思えます。それは政治的な配慮なのかな？

「そうですね。『メタトロン』は、ロシア政府医薬局の許可を取っている機械です。ロシアでの言い分は『ガン細胞自体は共鳴波動をもたない。それで診断できない』ということだそうです」

――はあ……そういうことか。

「身体の傾向として……今、組織が増殖しているとかは、わかる。けど、やはりガンに関しては『確定的な診断は、あくまでもＭＲＩとか細胞診断でやりなさい』という指導がロシア当局から出ています」

――やはり政治的配慮なのかな……。機材的な限界なのか？

「ウーン……たぶん、政治的配慮のほうが強いと思います。日本のばあいもそうだし、われわれ、ぎゃくに売るときは『この機械でガンが治る』とか『診断ができる』とか、いっさい言ってない」

――そういうことか。アメリカではガンを自然療法で治したドクターなど三〇〇人は殺されているという。そのへんは、やっぱり注意すべきだ。状況的には命が危ないからね……。時代の変化を待つしかない。

「ファスティングにはがん治療効果もあります。これからは『断食』など代替療法の分野でもメタトロンをおおいに活用していただきたいですね。

今回、お知らせがあります。『メタトロン』を持っている方をより支援できるよう、社団法人日本IPPメタトロン協会を発足させました。詳しいお問い合わせは、こちらにお願いします」

吉川氏は、日本でのメタトロンの第一人者。誠実な人柄で、信頼がおける。相談窓口としても、適任の方です。

■問い合わせ先：一般社団法人　日本IPPメタトロン協会
〒231-0861　神奈川県横浜市中区元町3-116　森プラザービル701号
電話：045-567-8862　FAX：045-515-7378
■資料請求：販売代理店「効目組」電話：070-5015-0086

# 第17章 「量子波」治療って、なんだろう?
## ——それは、地球の裏側でも瞬時に飛ぶ!

### アインシュタインを超えた「量子力学」

#### ●想像を絶する量子のふるまい

最近、「量子波」という言葉をよく耳にします。「量子波」って、いったい何でしょう?

その前提として「量子」をあつかう「量子力学」が存在します。

「……量子力学は、物質を構成する電子、光子、クウォーク、ニュートリノなどの微粒子(素粒子)を研究する物理学。一九一〇年頃にスウェーデンのコペンハーゲン大学のシュレディンガー、ハイゼンベルグら若き三人の天才学者によって提唱された」(日本量子研究財団サイト)

今から一〇〇年以上も昔に、すでに「量子力学」は存在していたのです。

「……その微粒子は波動性と粒子性をもつため『量子』と呼ばれ、そのふるまいや法則の内容があまりに奇抜で、当時のアインシュタインを頂点とした物理学ではまったく理解できないため、その真実性について大論争を引き起こしました。この量子力学を打ち破るために世界中の著名な物理学者が数多くの実験を行いました。しかし、皮肉なことにすべての実験は、結果的に新しい量子物理学の正しさを証明することになりました」（同）

「量子力学」は、アインシュタインの理論をも超えていました。

「……ついに一九八六年に国際物理学会で、その内容の正しさが認められ、現在、さまざまな研究機関で量子力学を応用した新しい技術の開発や研究が行われ始めています」（同）

## ●ヒトも波動エネルギー体

先端の物理学者たちが、アタマを掻《か》きむしったのです。すんなり理解しろ……というほうが、無理というものです。だいたい、ああそんなものか……ていどに理解してください。

「……すべての物質は、量子という微小エネルギー単位で構成されている。量子は粒子性と波動性の二重性を持っている。そのため、物質（肉体）も粒子性（物質性）と波（不可視のエネルギー体）を持って振動している」（同）

つまり、われわれ人間も波動エネルギー体です。これは、波動医学の根本原理です。

「……質量の大きな野球のボールは、粒子性が強い。電子は質量が小さいので、波動性（量子波）が強く出ている。しかも、量子は、空間に広がって消えたり（波動性）、再び現れたり（粒子性）する性質がある。量子宇宙論によると、空間は真空ではなく、エネルギーが充満している。

そして、すべての物質を創造している多次元空間（霊空間）と物質空間の二重性をもっている」（同要約）

## すべて〝波動〟であり物質は存在しない

### ●M・プランクの衝撃的理論

さて――。ここで、「量子力学」を根底から揺るがす学者が登場します。

それが、マックス・プランク（前出）。現代「量子力学の父」と称えられるドイツの物理学者で、ノーベル賞も受賞したドイツ物理学界の重鎮です。彼は、こう断言している。

**すべては〝波動〟であり、その影響である。**
**現実には、何の物質も〝存在しない〟。**
**すべてのものは、〝波動〟から構成されている。**

物質は存在しない――。ということは、存在物の粒子性（物質性）は否定されたのでしょうか？

わたしは、「場」（フィールド）の「渦」が、重力波の「場」を生み出した……と考えます。

それが「質量」を生み出し、「運動」エネルギーを生み出すのです。

電子などあらゆる量子は、回転（スピン）しています。それは、じつは「場」の「渦」だった。

だから、陽電子と陰電子が出会うと、〝消滅〟するのです。

これは、回転方向が異なる「渦」だと解釈するとわかりやすい。

水面で右回転と左回転の「渦」が出会えば、エネルギーがうち消されて消滅します。

これと同じ現象が、宇宙では営まれているのではないでしょうか？

さまざまな量子の正体は「渦」だとすれば、さまざまな量子から、さらにさまざまな量子が生まれるのも理解できます。

「渦」が別れ、さらに複数の「渦」を生み出している……。

**図 60 ■量子は大きな「渦」が分散して生じる？**

物質の構造

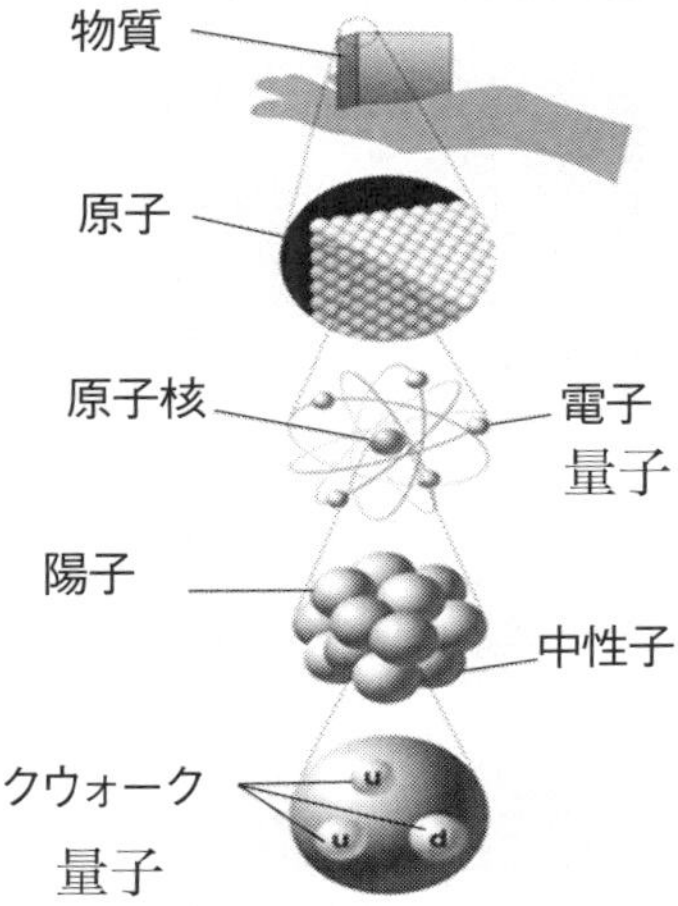


（出典：日本量子研究財団 HP）

陽子という大きな量子がクウォークという小さな量子を生み出す。

それも、大きな「渦」が多数の小さな「渦」に分離した……と考えればわかりやすい。

量子の「物質性」とは、「波動」が「渦」に変化した状態といえます。

そして、量子の寿命は極めて短い。

それは水面の渦が生成しては消

えていくさまを見れば、すぐにわかります。
まさに——生々流転《せいせいるてん》、千変万化——色即是空、空即是色——。
だから、量子の〝二重性〟は、まちがいではないのです。

## 氣エネルギーの正体は量子波（渦）の総称

### ●量子（渦）は次々に生成する

では——。「量子医学」とはなんでしょう?

「……『量子医学』は『ニュートリノ』という量子を直接照射と遠隔共振を同時に、人体の量子体に共振させて量子体の異常を修正して、結果的に物質体（肉体）の自然治癒力と免疫力を回復させて肉体に投影された症状を消去するものである」（日本量子研究財団サイト）

これは、まさに波動医学そのものです。

波動測定装置「メタトロン」の原理を解説しているのと、まったく同じです。

「メタトロン」関係者が、それを「量子波動器」と呼んでいるのも、とうぜんです。

ただ、用いるのはニュートリノに限らず、あらゆる量子のはずです。なぜなら、これらはたがいに派生した「渦」にすぎないからです。

エネルギーが充満した真空の「場」（フィールド）からは、つぎつぎに「渦」が生まれ、お互

図 61 ■人体は物質（肉体）と多次元エネルギー体の三重構造

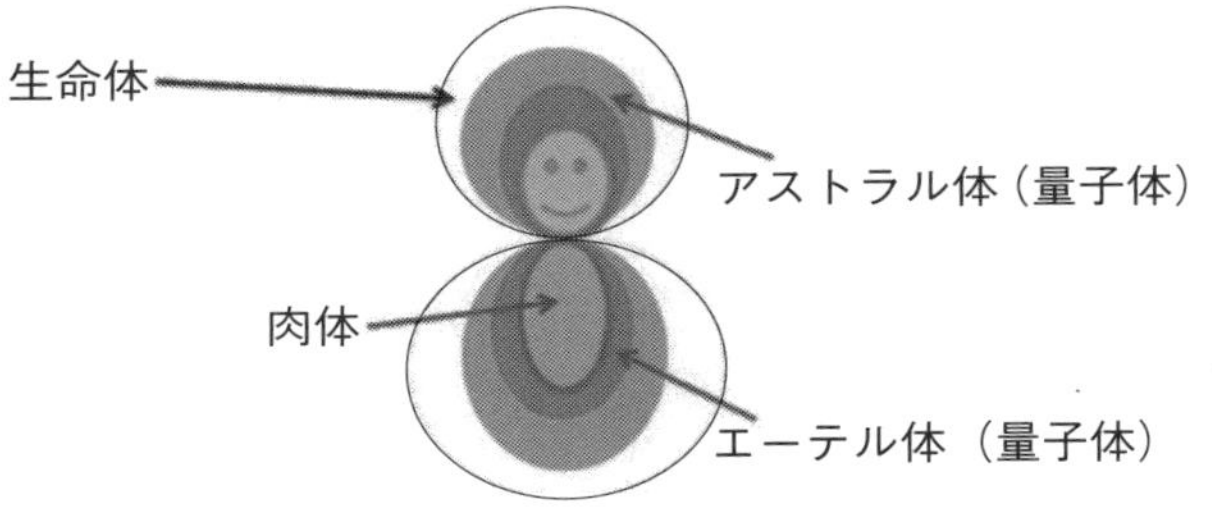


（出典：日本量子研究財団 HP）

いに干渉しあって、消滅しています。そして、また生成する。

氣エネルギーの正体とは、まさに、これら量子波（渦）の総称でしょう。

## ●「幽体」「霊体」は存在する

この最先端の量子理論を研究する日本量子研究財団は、人体（生命体）の構造を、「肉体」（物質）と「エーテル体」（量子体）、「アストラル体」（同）の三重構造ととらえています（図61）。

これは、まさに驚くべきことなのです。

なぜなら別の呼び方をすれば「エーテル体」は「幽体」で、「アストラル体」は「霊体」なのです。

つまり、最先端の「量子力学」研究機関が、公的に「幽体」「霊体」の存在を、科学的に認め、論じている……！

これら「幽体」「霊体」は、もはや迷信でも何でもない。

それは、「量子力学」の最先端科学がとりあつかう自然現象にすぎない。

これらを迷信とあざ笑った人々は、はるか無知の荒野に取り残されているのです。

もはや、これら最先端の知見に追いつくことは、絶望的に不可能でしょう。


**「心」「意識」も「量子波」だった……！**

## ●「気持ち」は量子波の状態

「氣」の正体が量子波なら、気功の正体も「量子波」です。

つまり、氣エネルギーとは、「量子波」の束を相手に送っているのです。

虎や狼、灰色熊まで眠らせた氣療師、神沢氏は、まさに手の平から、「量子波」の束を猛獣の小脳に送り込み、その中枢神経を支配し、眠りにつかせたのです（参照第2章）。

わかりやすくいえば、「氣」も波動エネルギーなのです。それも、量子の波動エネルギー。

それは、気功でわかるように、意識的に外部に飛ばすこともできます。

そして、氣エネルギー（量子波）は、身のまわりの環境あらゆる存在からも出ています。

その放射が、身体を構成する量子体「幽体」「霊体」と共振するとき、生命体（肉体）も共鳴して、快感となるのです。

「気持ちが良い」とは、そのような「氣」の状態を無意識に表現しています。

「気持ちが悪い」とは、それとぎゃくに「氣」の状態の乱れをいいあらわしているのです。

## ●日本文化は〝気の文化〟だ

考えてみたら、日本文化とは、まさに〝気の文化〟そのものです。

言葉をみても「気を使う」「気味が悪い」「気落ちする」「気配り」……など、数えきれない。

これらの「氣」はまさに、「量子波」そのものだった。

だから「殺気」を感じたり、「不気味」な思いがするのも当然です。

「陽気」や、「呑気」も「量子波」のなせるわざ。まさに「気の持ちよう」ですね。

量子の波動が、あなたの「心」や「意識」を形づくっているのです。

「あの人はオーラがある」などといいます。その人の氣エネルギーが放射されているのだからとうぜんです。社会学でいう「空気」（ニューマ）や「気分」（ムード）も「氣」で説明できます。

心理学者ユングは「集合的無意識」の存在を認めています。彼はそれを――個人を超えた、集団や民族、人類の心に普遍的に存在する――〝意識〟と定義づけています。

意識の実在が量子波なのですから、「集合的」な「無意識」が実在するのもあたりまえです。

## ●氣エネルギーで治るのは当然

「心」も「意識」も「量子波」だった。

なら、「量子波」治療も、かんたんに理解できます。

「量子波」とは、クウォークやニュートリノなど、数多くの量子そのものでしょう。

気功師の発する氣エネルギーは、それらが、すさまじい束になった波動なのです。

気の達人は、気合いで飛ぶ鳥をも落とす、といわれます。

目の前にいる虎や巨大熊を、片手ひとつで眠らせる気功師もいるのです。

収束された氣エネルギーは、すさまじい力を発揮します。合気道では、空気投げという技があります。ふれないのに、相手は空を切って飛ばされる。最初に見たひとは、ヤラセかと思う。

しかし、飛ばされたひとは、ただ首をかしげるばかり。

これも、氣エネルギー（量子波の束）が、物理的な力を発揮したものでしょう。

## 気功や超能力は「量子波」の交信である

### ●「量子波」クウォークは地球を貫く

気功治療で、だれもが信じられないのが遠隔《えんかく》気功です。

はるか離れた患者に、「氣」を送って施術する。

常識にとらわれているひとなら、聞いた瞬間にせせら笑うでしょう。

ここで、「意識」「心」が「量子波」であることを思い出してほしい。

さらに、肉体は「幽体」「霊体」と多重構造をなしている。

「幽体」「霊体」は、「多次元世界」（パラレルワールド）と重なっている……と考えられます。

猛獣を眠らせる神沢氏は、その秘訣は「動物と気脈が通じる」ことだという。

「気脈」とは、まさに相手の受けとる側の氣エネルギー（量子波）が共鳴することです。

遠隔の患者の名前が判るだけで、遠隔気功を成功させる気功師もいます。

同じビルの五階に気功師がいて、一階に弟子がいます。互いに連絡は不能です。

この実験では、気功師が弟子に「氣」を送ると、弟子は、すべてを感知しています。これは、防衛省まで参加した極秘実験だったそうです。

アメリカでは、ＣＩＡやペンタゴン（米国防総省）が、これら超能力の研究実験を数えきれないほど実施しています。公開された膨大な記録は、ほとんどが超能力――つまり気の存在を証明するものです。

遠隔気功や遠隔視なども、「幽体」「霊体」さらに「多次元」宇宙を介した情報交信かもしれません。

「量子波」の組成は、クウォークやニュートリノなどの波動です。

これらは、光速で空間を移動する。地球の裏側には〇・一秒以下で到達する。

だから「量子波」治療は、患者が目の前にいようが地球の裏側にいようが関係ないのです。

## ●「量子波」共鳴で「気が合う」

「量子波」とは「心」であり「意識」であり「氣」そのものです。

だから「気の持ちよう」で、まったく変ってしまう。

世界的なヒーラー（治療師）、ケン小林先生は、わたしのビッグ・ブラザーです。

七八歳にして、いつも少年のようにキラキラ光り輝いている。

先生は講演会で、大声で聴衆に語りかける。

「量子波は、すべての人がもつ愛のエネルギーです！」

「その力を思い出すだけで、すべての病は消えます！」

これは、まったく正しい。「量子波」とは「気」であり、「心」そのものです。

「愛の心をもつ」。それは、「調和のとれた氣エネルギーの波動をもつ」ことなのです。

「病気」とは「気」が「病んだ」状態です。それを「愛」（調和）の波動に変える。

すると、あらゆる「病気」が治る。それは、最先端の「量子力学」からも証明されるのです。

ひとは、ひとりでいても、周囲からさまざまな「氣」（量子波）を受けとっています。

ほかのひとといるときは、さらにそのひとからも、「氣」（量子波）を受け取ります。

「気配」を感じる……といいますね。それは、「量子力学」で言いかえると、クウォークなど無数の量子の波動を受け取っているのです。

それら「量子波」が相手と共鳴したとき、「気が合う」のです。

# 第18章　「祈り」「引き寄せ」「第六感」の不思議

## ――空間、時間、次元……は、どこまで解明された？

### 「祈り」で心臓病が五分の一に激減した

#### ●量子＝量子波＝氣＝心

「量子波」は「氣エネルギー」であり「心」である。

すると、異なった意見もあるでしょう。

「心は大脳で営まれているはず……」

それも正解です。しかし、大脳の細胞の神経反射だけでは説明できないのです。

たとえば、幽体離脱という現象ひとつとっても、説明不能です。こころみに、まわりの友人、知人にたずねたところ、あまりに幽体離脱の体験者が多いことに、おどろきました。

幽体離脱とは、生命の危機にひんしたとき、〝自分〟が肉体から離れていく体験です。

そして、横たわる自分を見下ろしている。

そのときの五感は、じつに、おどろくほど鮮明です。これは大脳の生理現象では説明不能です。

現在、意識や心をもっとも研究しているのは、物理学者だそうです。

そして、「量子力学」の結論は、「人間は多次元的な存在である」。

物質的存在の「肉体」と波動的存在の「幽体」「霊体」の三重存在と解釈すれば、これら未知なる現象も説明可能なのです。

それが、**「量子」＝「量子波」＝「氣エネルギー」＝「心」**という発想です。

## ●「祈り」効果を実験で証明

「心」つまり「意識」は「量子」である。

この真実に気づけば、非科学的だと思われてきたことが、みごとに解明できます。

それらは、科学的に説明可能となるのです。

たとえば「祈り」の奇跡です。

「祈りによって病気が治る」と言ったら、現代医学の医師たちは、肩をすくめるでしょう。

しかし、時代は大きく変っています。

「祈りが患者の回復を早めるか？」

アメリカのいくつもの大学や病院で、真剣に「祈りの実験」が行われています。

そして、その結果は？

「……病気の家族のために祈る。困難な状況にあるひとびとのために祈る。こうした祈りは、大きな効果があることが、実験で認められている……」(『ダイヤモンド・オンライン』2016年8月19日)

## ●心臓病悪化は五分の一に

「祈り」について、多くの著作があるラリー・ドッシーが医学専門誌に発表した報告です。

「……カリフォルニアで行われた実験では、まず心臓病患者三九三人を、一九二人と二〇一人の二つのグループに分けた。つぎに、一九二人のグループにだけ、毎日、他のひとびとから『祈り』を送ってもらった」

すると、どうなったでしょう?

「……『祈り』を送ってもらったグループは九人の症状が悪化したのにたいして、送ってもらわなかったグループは四八人も悪化した」

両者ほぼ同数なのに、「祈り」を受けたグループの悪化は、五分の一以下に激減した!

食事や運動など、その他の要因はまったく同じ。つまり、心臓病の患者を劇的に改善させたのは、他者からの「祈り」の効果以外に、考えられないのです。

## ●「祈る」人はより長生きした

その他、次のような実験結果もあります。

▼「一〇〇〇人の患者を二つのグループに分けて、片方のグループだけに、他のひとから『祈り』を送ってもらった。すると、『祈られた』グループのほうが、平均で一〇％も回復が早かった」（ミズーリ州、実験）

▼「六五歳以上、四〇〇〇人を調査したところ、毎日『祈り』をささげているひとは、『祈らない』ひとよりも、ずっと長生きした」（デューク大学、一九八六〜一九九二年）

これは、「祈り」を送られるひとも、「祈り」を送るひとも、良い効果をもたらすことの証しです。

これらは、疫学研究によるものです。「祈り」以外に他の要因が入りこむ余地はありません。

これらの結果を、エセ科学と笑うひとこそ、非科学的なのです。

「祈り」が病気を改善させる。それは、遠隔気功の例を知れば、なんら不思議なことではありません。あるひとの幸福、健康を心から念じて「祈る」。それは、相手に「氣」を送っていることなのです。

「氣」の正体は「量子波」です。クウォークなど「量子」の束を相手に送っている。

これが「祈り」のメカニズム。すなわち、それは気功とまったく同じです。

気功師のように「氣」の修行をしていなくても、「氣」を相手に送ることは可能です。

「祈る」ひとはより長生きした……というデューク大学実験は、「祈る」ことは、みずからの氣エネルギーを高めることを証明しています。

日本でも「祈り」の効果の研究者がいます。

高橋徳医師です（米ウィンスコンシン医科大学教授／統合医療「クリニック徳」院長）。

彼には『人のために祈ると超健康になる！』（マキノ出版）という著書があります。

そこで、「祈りは、脳内ホルモン、オキシトシンを分泌させ、それがみずからの病気を治して幸せを呼ぶ」という。利他の精神が、じつは自分も幸せにしてくれる……これは、多くの宗教の説く愛の精神にほかならない。

他者への「祈り」の波動（量子波）も、相手に感受されると〝愛のホルモン〟（オキシトシン）など、生理活性物質を分泌させるのでしょう。

## ●「祈った」水が植物の成長促進

祈りの波動は、人間だけでなく水や、植物にもとどきます。

「三人の僧侶が『祈った』水が、植物の成長を驚異的に促進した」（台湾）

この実験結果は、二〇一七年、学術誌『Explore』に公開されました。

国立台湾大学、高雄師範大学、米国・純粋知性科学研究所の三つの研究機関による合同研究です。具体的には、僧侶の祈りをこめた水を植物（シロイヌ・ナズナ）の種子に与える。すると、そうでない対照群より「有為に、胚軸が短く、アントシアニンが増え、クロロフィルも増加していた」（実験論文）。

使用された水は、市販されている普通のミネラルウォーター。僧侶たちは事前に、この水に向かって「この水に浸されたナズナの成長が早まりますように」と祈りをこめた。

台湾では「ついに波動の実在が大学研究で証明された！」と、大きな反響を呼んでいます。

この事実は、「祈り」の氣エネルギー（量子波）が、人間だけでなく、無生物の水にまで及ぶことを証明しています。

「水は情報を『記憶』し、『転写』する」という事実は、すでに物理学で証明されています。

つまり、僧侶の「祈り」が、「氣エネルギー」情報として、「種子」に伝えられたのでしょう。

## 「引き寄せ」は氣エネルギーの共鳴現象

### ●成功の秘密は「引き寄せ」

『ザ・シークレット』というアメリカのドキュメント映画があります（「プライムタイム・プロダクション」製作）。

それはズバリ、人生の成功の〝秘密〟を明らかにしているのです。

その〝秘密〟とは、「引き寄せ」の効果です。

今、心理学などで「引き寄せの法則」が関心を集めています。それは「……自分に似たものを引き寄せる」という法則です。

「思考」「感情」には、常に「引き寄せの法則」がはたらいているのです。

古くから「類は友を呼ぶ」と言います。これは似た者同士が集まる「引き寄せ」の結果です。

「以心伝心」とは、意識は知らないうちに他人に伝わっているということです。

「蛇の道は蛇」「朱に交われば赤くなる」……昔の諺は、まさに「引き寄せの法則」を説いているのです。

これも、「量子波」の存在を知れば、腑《ふ》に落ちるでしょう。

「引き寄せ」は、他者との間の「量子波」（氣エネルギー）の共鳴現象なのです。

共鳴とは同じ周波数が同調して、より増幅される現象です。

よく「あのひととは、波長が合う」といいます。文字通り、氣エネルギーの波長が合っているのです。引き寄せられて当然です。

## ●「思考は現実化」する（ナポレオン・ヒル）

「引き寄せ」は、ひとだけに起こるのではありません。

モノやお金や運命まで、引き寄せてしまうのです。

アメリカの著作家ナポレオン・ヒルは世界的ベストセラー『成功哲学』（田中孝顕訳、きこ書房）で有名です。彼はそこで、「思考は現実化する」……という結論を導いています。

つまり、「考えたことは現実になる」。これも「引き寄せの法則」です。

それは、未来まで「引き寄せ」てしまう。

「よい未来」を思えば、「よい未来」がやってくる。

「悪い未来」を思えば、「悪い未来」がやってくる。

だからヒルは、「未来の成功した自分をありありと思い描く」ことを読者に勧める。なぜなら「思考は現実化する」からです。

## ●自分の波動への共鳴現象

以上のように「引き寄せ法則」は、たんなる「心理学の法則」ではない。

それは「宇宙の法則」でもある。「宇宙のすべてにかかわる基本原理」だという（ブログ『「引き寄せの法則」の本当の意味』）。

「素粒子から銀河にいたるまでの物理現象にはたらく原理」「思考や『場のエネルギー』など見えざる現象も統《す》べる」……とは！

この「引き寄せの法則」にはたらくのも波動である。

「……あなたは、自分の波動に共鳴したできごとを体験する」

それは、どういうことか？

「……波動は、どんな物質、できごと、そして思考にもあります。『引き寄せの法則』は、この波動にたいして作用するのです。波動に注目する必要があります」(同)

この波動が「量子波」すなわち「氣エネルギー」であることは、いうまでもない。

## ●成功者が語る「引き寄せの法則」

以下――。ドキュメント『ザ・シークレット』登場人物のコメントです。

■「ひとを動かしているのは、一つの法則です。この〝秘密〟を知れば、幸福も健康も富も欲しい物がすべて手に入ります。ひとを動かしているのは唯一の法則『引き寄せ』です。〝秘密〟とは『引き寄せの法則』なのです。ひとは日々、何かを引き寄せている。心に浮かんだイメージの力によるもの、つまり、思考です。心に浮かぶできごとは、自分が引き寄せたものです。古代から選ばれた少数の賢人だけが、この法則（秘密）を知っていました。それは、欲しいものが手に入り、なりたい自分になれます。あなたの真の願いがかなうのです……」（ボブ・プロクター氏、哲学者）

■「『引き寄せの法則』は、〝自分を磁石だと思うこと〟です。磁石は物を引き寄せますからね。ひとがなすべきことは、自分の願いを強くはっきり意識することです。これが、宇宙で最も強力な法則にたよる方法です。すると、自分の願う物が手に入ります。じつは思考には周波数があります。ですから思考は測定できます。同じことを何度も考えたとします。『心の友が欲しい』など。手にした様子を思い描くと、周波数が発生します。嫌なことを考えるのは問題です。そうすると嫌なことが何度も起こります」（ジョン・アサラフ氏、企業家）

■「欲しい物が手に入り、なりたい自分になれます。思考は磁気を帯びた信号を出し、似た周波数のものを引き寄せます。『裕福だ』と思えば、その暮らしを引き寄せます。この法則は、いつでも、だれにでもはたらきます」（ジョー・ヴィタリー博士、形而上学者）

■「『引き寄せの法則』は、素直です。何かを思い浮かべると、この法則がはたらくのです。自分の欲しい物に気持ちを集中させれば、常に欲しいものを与えてくれます。嫌な物に意識を集中するとそうなります。『遅刻したくない』と何度も思う。すると、その状態を生み出します。何かを思い浮かべると、この法則がはたらくのです。停止ボタンは押せません」（リーサ・ニコルズ女史、作家）

■「この法則では、それがプラス思考かどうか、そこまで判断せず、思考に反応するだけです。ですから借金に悩めば、その信号を宇宙に発信しているのです。『こんなに借金がある』。その思いが自分を包み込み、さらに借金が増えます」（ボブ・ロイリー氏、作家）

……いかがですか？ 「引き寄せの法則」、参考になりましたか？

## 「第六感」「虫の知らせ」の神秘は時空を超える？

### ●口にするのはタブーだった

「第六感」は英語で〝シックス・センス〟。海外でも、その存在は昔から知られていたのです。現代では超能力と呼ばれています。

しかし、テレビのバラエティショーなどが、面白おかしく取り上げるだけ。まともに超能力を論じたら、まるで奇人変人あつかいです。

超能力についてまともに語ることは、一種のタブーとなっていたのです。

これは、世の中を支配する権力者にとっては、好都合です。

大衆を支配する最強の武器は、〝常識〟です。権力にはしたがう――という〝常識〟を植え付けておけば、人民は、どこまでも盲目的にしたがってきます。それは、政治権力だけではありません。学問や知識でも、〝常識〟をうたがわない人民を作り出すことは、権力維持の要諦です。

しかし、社会の進展は、この権力の意向をも無視して進みます。

そして、社会変化のスピードが早いほど、権力の劣化も早くなります。

「言ってはいけない」タブーも、それにつれ、消えていきます。

## ●超能力は誰にでもある

昨今の状況がまさにそれです。〝常識〟のタブーが、つぎつぎに音をたてて崩壊しています。

そして、いまや「第六感」（超能力）の存在をうたがうひとは、まれになりつつあります。

日本でも、古来から神通力と呼ばれてきました。つまり、超能力が存在した証《あか》しです。

「……超能力とは、通常の人間にはできない特殊能力のこと」（ウィキペディア）

それは、「超感覚的知覚」（ＥＳＰ）、「念力」（サイコキネシス：ＰＫ）などと呼ばれます。

わたしの私淑するヨガの沖正弘導師は、インドでヨガ修行したとき、ヨギ（行者）の超能力を目《ま》の当たりにしています。たとえば「だれだれが、何時に来る」と予言する。すると、それが起こる。また「相手の財布の中にいくら入っているか？」。小銭の数まで正確に言い当てる。

若き沖先生が、おどろいて、どうしてできるのかたずねる。

すると答えは、「だれでもできる。ただ現代人はその能力がにぶっている」。

もともとだれにでも備わった能力だったが、文明とともに衰えていった……のです。

## ●遠隔気功と同じ「量子波」

「第六感」は「量子波」の考えをもちいると理解しやすい。

さらに「肉体」「幽体」「霊体」の人間の三重性を理解すれば、謎はすぐにとけます。

氣エネルギー、つまり「量子波」（クウォークなど）が遠隔気功と同じように飛んで、あたかも目前にあるかのように感知するのです。

「気功に距離は関係ない」と気功師はいいます。

だから「量子波」による霊感にも、距離は無関係です。さらに、障害物もないのと同然です。

地球の裏側から、財布の中身まで〝視る〟ことができるのです。

ただし、凡人が超能力を発揮することは、逆立ちしても不可能です。

気功師も、厳しい修行をくり返して、ようやく氣をあやつれるようになるのです。

## 「虫の知らせ」それは時間も空間も超える

### ●母は死んだ時、夢に現れた

「虫の知らせ」は、さらにミステリアスです。

母親が亡くなった時間に、夢枕に立った……など、よく聞く話です。

わたしの親しい編集者のHさんは、一一人兄弟の末っ子。だから、母親には可愛がられた。

ある晩、その老いた母親と列車に乗っている夢を見た。外は、凄まじい吹雪。そして、列車が雪の鉄橋にかかったとき、鉄橋が崩壊し、母親だけがいっしょに落ちていった。

「オフクロー！」と手を伸ばしたがとどかず、母親はHさんの名前を叫びながら谷底に消えていった。

「……そのときだったんだよ。お袋が死んだのは……」

これは、偶然では説明がつかない。

愛するひとが旅立つとき、最後の別れに夢枕に立つ。それを、どう説明したらいいのでしょう。

やはり、「量子波」「幽体」「霊体」などの存在を抜きに、説明は不可能です。

これら神秘的な現象も、「量子波」の波動エネルギーを介在しているのでしょう。

さらに、「虫の知らせ」に予知夢があります。まだ起きていないことを、夢に見る。

いったい、そんなことが可能なのでしょうか？

じつは、最新の物理学は、「時間」「空間」「意識」を同次元でとらえています。

つまり、これらは絶対的ではない。それを「ブロック宇宙論」と呼ぶそうです。

そこでは、時間の流れ、過去↓現在↓未来ですら否定されています。

つまり「時間は実在しない」!?

まさに、理解不能。頭がクラクラしてきます（苦笑）。

## ●過去、未来を旅する男

わたしの友人の一人、飛沢《とびさわ》誠一さん（六一歳）は工学博士。㈱コニカミノルタの工場長を務めたほどの理系人間。いつもニコニコして、温和で親しみやすい。

その彼があるとき、不思議な体験をした。

「まわりに変なヤツらがいる。なんだこいつら？　そう思ったら、それは霊体だったんだね」

そのときから、「霊が見えるようになった」と苦笑まじりで語る。

かれは東日本大震災のとき、やむにやまれず、車で被災地に向かった。

「……あれはひどかった。まわりに霊がウジャウジャいた。自分が亡くなったことに気がついていないんだね」と、顔をしかめる。

かれは、さらに過去や未来の、時空を超えることができるようになった。

「未来の首都直下地震の現場に行って見たけど、ひどかった……」と首をふる。

「あれは横浜の住宅街だったけど、地震直後、シーンとして、だれも出てこない。それから、三〇分くらいしてこんなに人がいたか、と思うくらい道路が埋まった。身動きできず、人の流れに押し流される。道路に巨大な亀裂が口を開けて崖《がけ》になっていた。『危ないッ！』と叫んだけど、『アーッ』と転落した……すると、現代にもどった。もう二度と行きたくないね」

彼は時間、空間を超えて、自由に過去、未来を行き来している……!?

それを可能にしているのは、なんだろう。

もしかしたら、時間も、空間も、存在も……。

われわれの想像をさらに超えたものなのかもしれない。

## エピローグ　この本を手にとり、そして広めてください

### ●医療関係者へのお願い

「波動医学」はひとつではない。

「氣」「音」「色」「光」そして「香り」……。

さらには「形」まで、波動エネルギーを発していた。

あなたは、おどろきとともに、ページをめくられたことと思います。

ぜひ、前作『未来を救う「波動医学」』とあわせてお読みください。そうすれば、「波動医学」の持つ可能性が、よりくっきりと見えてくるはずです。

わたしが、心底願うことがあります。

それは、これら二冊の本を、医療関係者の方々に手にとっていただきたい。その思いです。

あなたがたが学んでこられた西洋医学は、音をたてて崩壊しようとしています。

近代から現代にいたる〝医学の父〟ルドルフ・ウイルヒョウ（1821〜1902年、独、ベルリン大学学長）。彼の学説は、いまだ、現代医学教育の中枢に君臨しています。

彼は「モノである人体に、自然に治る力など存在しない」と、自然治癒力を真っ向から否定しています。

つまり、生命の根本原理ホメオスタシス（生体恒常性維持機能）を、根底から否定している。

まさに、現代の医学は、その出発点から〝狂って〟いたのです。

## ●死なせるのはやめてください

狂った医学が、人類の病気を治せるわけがありません。

それどころか、おびただしい患者たちの死体の山脈を築いてきました。

「……現代医学の神は〝死神〟で、病院は〝死の教会〟である」

嘆きと悲しみに満ちたロバート・メンデルソン医師の言葉をここに記《しる》すのは、あまりにつらい。

しかし、医療関係者には、この言葉に耳を傾けていただきたい。

だれでも、命はひとつしかありません。かけがえがないのです。

その大切な命を、うばわないでください。

もう、これ以上、病に苦しむひとたちを、だますのはやめてください。

あなたがたにすがるひとたちを死なせるのは、もうやめてください。

## ●命を救う医療を広げましょう！

「自然に近づけば、病気から遠ざかる」（医聖ヒポクラテス）

自然に近づく――とは、どういうことでしょう？

それは、自然（宇宙）が与えてくれた命を生きる、ということです。

宇宙が授けてくれた命とは、〝生命エネルギー〟です。

それが、〝氣エネルギー〟であることを、本書は解き明かしています。

いいかえると〝波動エネルギー〟です。あらゆる存在は〝波動〟です。

だから、わたしたちも〝波動体〟なのです。

波動が乱れれば病気になり、波動が整えば健康になる。

なんと、シンプルなことでしょう！

本書でとりあげた、さまざまな「波動医療」は、その真理を証明しています。

これら真実を、しずかに見つめてください。

そして、命を救う真実の医療を、ともに広げていきましょう……！

二〇一九年二月五日　名栗山荘にて、夜更　船瀬俊介

## ■主な参考文献

『未来を救う「波動医学」』（船瀬俊介著、共栄書房）
『CROSS CURRENTS』（ロバート・ベッカー著、Tacher Perisee）
『The Study of Kiryo』（神沢瑞至著、Wheel of Knowledge）
『HEARLING WITH KIRYO』（神沢瑞至著、同前）
『気療で健康増進』（神沢瑞至著、たま出版）
『気療講座Ⅰ』『同Ⅱ』（神沢瑞至著、文芸社）
『音響免疫療法』（西堀貞夫著、幻冬舎）
『ゼロ磁場ならガンも怖くない』（西堀貞夫著、ヒカルランド）
『THE TAO OF SOUND』（ファビアン・ママン他著、増川いづみ監修、田元明日菜訳、ヒカルランド）
『「がん」をのりこえた人が気づく7つのこと』（小原田泰久著、サンマーク出版）
『量子波動器「メタトロン」のすべて』（内海聡・吉野敏明・吉川忠久・内藤真禮生著、ヒカルランド）
『脳の非凡なる現象』（西崎知之著、三五館）
『心音セラピー』（三角大慈著、ＫＫロングセラーズ）
『ソマチッドがよろこび、はじける秘密の周波数』（宇治橋泰二著、ヒカルランド）
『可視総合光線療法』（財団法人光線研究所元所長　黒田保次郎著）
『色彩治療』（国際色彩診断治療研究会編著）

『色が生み出す治癒への道』（国際色彩診断治療研究会編著）
『愛と和食がすべてを癒す』（日本総合医学会理事　井上明著）
『人のために祈ると超健康になる！』（高橋徳著、マキノ出版）
『できる男のメンタル・コンディショニング』（船瀬俊介著、主婦の友社）
『水の科学』（大坪亮一著、東宣出版）
『最高の睡眠は血流で決まる』（片平健一郎著、かんき出版）
『地上最強の量子波&断食ヒーリング』（小林健・森美智代・船瀬俊介著、ヒカルランド）
『水の新常識』（松下和弘著、実業之日本社）
『こうして医者は嘘をつく』（ロバート・メンデルソン著、三五館）
『できる男は金を呼ぶ！』（船瀬俊介著、主婦の友社）
『AWGは魔術か、医術か？（改訂版）』（俊成正樹著、五月書房）
『宝石のエネルギー』（岡本憲将著、講談社）
『宇宙的繁栄を勝手にプレゼントされる魔法の言葉』（秋山佳胤著、徳間書店）
『全倍音セラピーCDブック』（和真音著、BABジャパン）
『超越瞑想入門』（マハリシ・マヘッシ・ヨーギ著、十麦麟訳、読売新聞社）
『水がエネルギーになる日』（深井利春著、ダイヤモンド社）
『元気になりたきゃ、お尻をしめなさい』（船瀬俊介著、日本文芸社）
『新しい波動健康法』（ヴィンフリート・ジモン監修　野呂瀬民知雄著　現代書林）

『續　倭詩』（宮下周平著、ＩＤＰ出版）
『気の人間学』（矢山利彦著、ビジネス社）
『続　気の人間学』（矢山利彦著、ビジネス社）
『奇跡を起こす「キントン海水療法」のすすめ』（木村一相著、ヒカルランド）
『断食の教科書』（森美智代著、キラジェンヌ）
『タオ自然学』（Ｆ・カプラ著、田中三彦他訳、工作舎）
『いきいき呼吸活き活き人生』（眞弓定夫監修、美健ガイド社）
『この世の錯覚とカルマ解消法』（重川風天著、高木書房）
『水素がすごい』（若山利文著、ＫＫロングセラーズ）
『最新　ドイツ波動健康法』（ヴィンフリート・ジモン著、現代書林）
『水素と生命』（若山利文著、ＮＡｎａブックス）
『霊活のすすめ』（徳永康夫著、たま出版）
『5度の臨死体験が教えてくれたこの世の法則』（小林健著、イーストプレス）
『5度の臨死体験でわかったあの世の秘密』（小林健著、イーストプレス）
『ありがとうの奇跡』（河村武明著、ヒカルランド）
『ｕｎｉｔｙの世界に戻って超えていけ』（増川いづみ、森下敬一、リンダ・タッカー他著、ヒカルランド）
『命の不思議探検』（徳永康夫著、たま出版）
『微小生命体ソマチッドと周波数』（増川いづみ・福村一郎著、ヒカルランド）

『人は愛することで健康になれる』（高橋徳著、知道出版）
『眠れないほど面白い死後の世界』（並木伸一郎著、王様文庫）
『フリーラジカルって何だ？』（近藤元治著、日本歯学館）
『生命エネルギーの時代が来る』（杉原俊雄著、感生新書）
『相対性理論』（大宮信光著、日本文芸社）
『社内コミュニケーションを活性化する笑いヨガのすすめ』（大久保忠男著、幻冬舎）
『不安のメカニズム』（クレア・ウィーク著、高木信久訳、講談社ブルーバックス）
『からだは宇宙のメッセージ』（青木宏之著、地湧社）
『電子洗脳』（ニック・ベギーチ著、内田智穂子訳、成甲書房）
『霊障医学』（奥山輝実著、ヒカルランド）
『病気を自分で治せる「気」のパワー』（丁治紅著、三笠書房）
『オルゴールは脳に効く！』（佐伯由捷著、実業之日本社）
『ゼロ磁場・音響免疫療法』（解説パンフ、国際音響免疫療法研究会）
『森下自然医学』（国際自然医学会、各バックナンバー）
『自然食ニュース』（2011年8月号）
『SOGEN　2018秋冬号』（蒼玄）
『月刊　Hado』（2006年1月号）

船瀬俊介（ふなせ・しゅんすけ）

1950年、福岡県生まれ。九大理学部を経て、早大文学部社会学科卒業。日本消費者連盟スタッフとして活動の後、1985年、独立。以来、消費・環境問題を中心に執筆、評論、講演活動を行う。主なテーマは「医・食・住」から文明批評にまで及ぶ。近代の虚妄の根源すなわち近代主義（モダニズム）の正体は、帝国主義（インペリアリズム）であったと指摘。近代における医学・栄養学・農学・物理学・化学・建築学さらには哲学・歴史学・経済学まで、あらゆる学問が“狂育”として帝国主義に奉仕し、人類支配の“道具”として使われてきたと告発。近代以降の約200年を「闇の勢力」が支配し石炭・石油・ウランなどで栄えた「火の文明」と定義し、人類の生き残りと共生のために新たな「緑の文明」の創造を訴え続けている。有為の同志を募り、「船瀬塾」主宰。未来創世の端緒として、「新医学宣言」を提唱、多くの人々の参加を呼びかけている。

主な著作に『未来を救う「波動医学」』、『肉好きは８倍心臓マヒで死ぬ』、『買うな！使うな！身近に潜むアブナイもの PART １』、『同 PART ２』、『医療大崩壊』（共栄書房）、『抗ガン剤で殺される』、『笑いの免疫学』、『病院に行かずに「治す」ガン療法』、『アメリカ食は早死にする』、『ショック！やっぱりあぶない電磁波』、『原発マフィア』、『和食の底力』、『STAP細胞の正体』（花伝社）、『クスリは飲んではいけない!?』、『ガン検診は受けてはいけない!?』、『「長生き」したければ食べてはいけない!?』、『放射能汚染だまされてはいけない!?』（徳間書店）、『「五大検診」は病人狩りビジネス』（ヒカルランド）、『病院で殺される』、『３日食べなきゃ７割治る』、『やってみました！１日１食』（三五館）、『できる男は超少食』（主婦の友社）などがベストセラーに。

【船瀬俊介ＨＰ】http://funase.net/（無料メールマガジン配信中！）

【くちコミ本舗ＨＰ】http://www.new-medicine.jp/kuchikomi/（本物の療法を広げよう！）



**世界に広がる「波動医学」——近未来医療の最前線**


2019年３月５日　初版第１刷発行
2024年２月５日　初版第５刷発行

著者 ———— 船瀬俊介
発行者 ——— 平田　勝
発行 ———— 共栄書房
〒101-0065　東京都千代田区西神田 2-5-11 出版輸送ビル 2F
電話　03-3234-6948
FAX　03-3239-8272
E-mail　master@kyoeishobo.net
URL　https://kyoeishobo.net
振替　00130-4-118277
装幀 ——— 生沼伸子
印刷・製本 —— 中央精版印刷株式会社





ISBN978-4-7634-1088-7　C0047